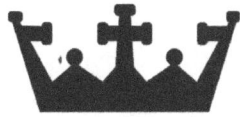

ERFOLG

ist

eine

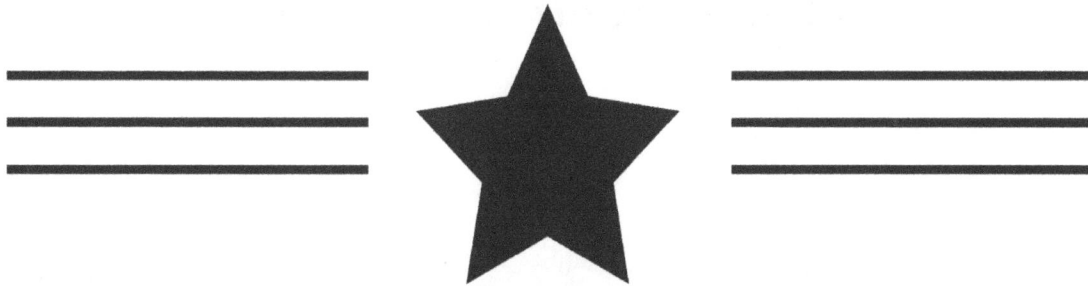

Geisteszustand

Diese Zeitschrift gehört zu

Der Name _____

Was ist das 75 harte Herausforderung?

Die 75-Hart-Herausforderung ist ein Konzept, das darauf abzielt, Ihre körperliche und geistige Gesundheit zu verbessern und somit Ihr Leben durch mentale Stärke positiv zu verändern.

Die Herausforderung besteht darin, sich 75 Tage lang ununterbrochen an bestimmte Grundsätze zu halten. Diese Grundpfeiler oder Prinzipien sind:

1. Befolgen Sie eine Diät. Im Rahmen der Challenge wird keine spezielle Diät für Sie festgelegt oder ausgewählt. Es ist Ihre Aufgabe, diese zu planen! Allerdings muss die Diät Alkohol oder Schummeltrinken ausschließen.

2. Trainieren Sie zweimal am Tag mindestens 45 Minuten lang. Die Herausforderung sieht vor, dass eine dieser Trainingseinheiten im Freien stattfinden sollte.

3. Trinken Sie 4 Liter Wasser.

4. Lesen Sie jeden Tag 10 Seiten eines Buches.

5. Duschen Sie fünf Minuten lang kalt.

6. Machen Sie täglich ein Fortschrittsfoto.

7. Führe einen Akt der Freundlichkeit aus.

Wie wird dieses Zeitschrift verwendet?

Es ist sehr einfach und leicht zu benutzen. Bevor Sie jeden Tag beginnen, schreiben Sie die Tageszahl in den Kreis (Kästchen 6).
Jeden Tag müssen Sie zwei Seiten ausfüllen (z. B. die Seiten 8 und 9).

Die erste Seite hilft Ihnen dabei, Ihren Tag mit Hilfe eines Tagesplans und einer Aufgabenliste zu organisieren. Mit der täglichen Checkliste können Sie auch Ihre Leistungen am Ende des Tages verfolgen.

Die zweite Seite enthält Einzelheiten zu Ihrer Ernährungsplanung, Ihrer Trainingsstrategie und allen anderen Grundsätzen, die Sie während der Challenge einhalten müssen.

Das ist alles... Viel Spaß!!!

Die *75*-Hart-Herausforderung

STARTDATUM: ....

(1) ◯ ◯ ◯ ◯ ◯ ◯ ◯ ◯

◯ ◯ ◯ ◯ ◯ ◯ ◯ ◯ ◯

◯ ◯ ◯ ◯ ◯ ◯ ◯ ◯ ◯

◯ ◯ ◯ ◯ ◯ ◯ ◯ ◯ ◯

◯ ◯ ◯ ◯ ◯ ◯ ◯ ◯ ◯

◯ ◯ ◯ ◯ ◯ ◯ ◯ ◯ ◯

◯ ◯ ◯ ◯ ◯ ◯ ◯ ◯ ◯

◯ ◯ ◯ ◯ ◯ ◯ ◯ ◯ ◯

◯ ◯ (75)

GEWICHTSZIEL: ....

BEKRäFTIGUNG: ....

ERFOLG

ist das Erreichen

was Sie was man will

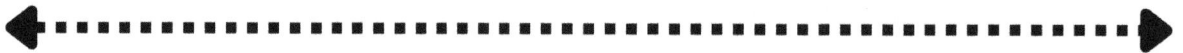

Glück

ist zu wollen, was

man bekommt

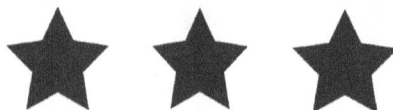

Täglicher Zeitplan

TAG 1

TÄGLICHER ZEITPLAN

6:00 am ....

7:00 am ....

8:00 am ....

9:00 am ....

10:00 am ....

11:00 am ....

12:00 am ....

13:00 pm ....

14:00 pm ....

15:00 pm ....

16:00 pm ....

17:00 pm ....

18:00 pm ....

19:00 pm ....

20:00 pm ....

21:00 pm ....

22:00 pm ....

TÄGLICHE CHECKLISTE

○ FOLGE EINER DIÄT

○ 45 Min. TRAINING

○ 4 LITREN WASSER

○ 10 SEITEN LESEN

○ 5 Min. KALTE DUSCHE

○ KEIN ALKOHOL &

○ SCHUMMLERESSEN

EIN AKT DER FREUNDLICHKEIT

TO DO-LISTE

○ ....

○ ....

○ ....

○ ....

○ ....

○ ....

○ ....

○ ....

○ ....

○ ....

○ ....

Bestätigungen

ERNÄHRUNGSPLAN	FRÜHSTÜCK		
	MITTAGESSEN		
	ABENDESSEN		

TRAININGSPLAN	GYMNASTIK	WIEDERHOLUNG	DAUER	ANMERKUNGEN

LESEN	TITEL	VERFASSER	SEITEN

STIMMUNGSTRACKER

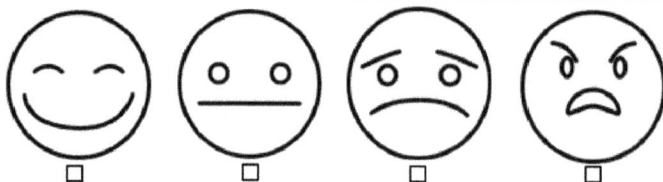

WASSEREINLAUF

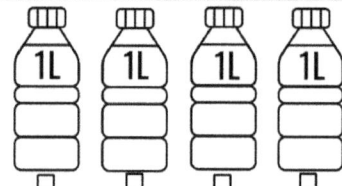

EIN AKT DER FREUNDLICHKEIT, DEN ICH HEUTE GETAN HABE:

Täglicher Zeitplan

TAG 2

TÄGLICHER ZEITPLAN

6:00   am ....
7:00   am ....
8:00 am ....
9:00 am ....
10:00 am ....
11:00 am ....
12:00 am ....
13:00 pm ....
14:00 pm ....
15:00 pm ....
16:00 pm ....
17:00 pm ....
18:00 pm ....
19:00 pm ....
20:00 pm ....
21:00 pm ....
22:00 pm ....

TÄGLICHE CHECKLISTE

- ○ FOLGE EINER DIÄT
- ○ 45 Min. TRAINING
- ○ 4 LITREN WASSER
- ○ 10 SEITEN LESEN
- ○ 5 Min. KALTE DUSCHE
- ○ KEIN ALKOHOL &
- ○ SCHUMMLERESSEN
  EIN AKT DER FREUNDLICHKEIT

TO DO-LISTE

- ○ ....
- ○ ....
- ○ ....
- ○ ....
- ○ ....
- ○ ....
- ○ ....
- ○ ....
- ○ ....
- ○ ....
- ○ ....

Bestätigungen

ERNÄHRUNGSPLAN

FRÜHSTÜCK	
MITTAGESSEN	
ABENDESSEN	

TRAININGSPLAN

GYMNASTIK	WIEDERHOLUNG	DAUER	ANMERKUNGEN

LESEN

TITEL	VERFASSER	SEITEN

STIMMUNGSTRACKER

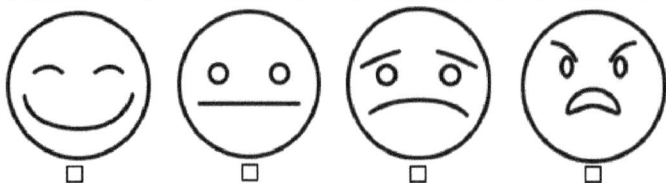

WASSEREINLAUF

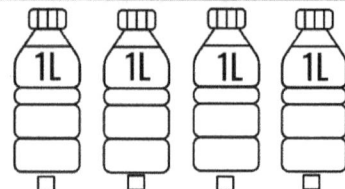

1L 1L 1L 1L

EIN AKT DER FREUNDLICHKEIT, DEN ICH HEUTE GETAN HABE:

Täglicher Zeitplan

TAG 3

TÄGLICHER ZEITPLAN

6:00   am ....
7:00   am ....
8:00 am ....
9:00 am ....
10:00 am ....
11:00 am ....
12:00 am ....
13:00 pm ....
14:00 pm ....
15:00 pm ....
16:00 pm ....
17:00 pm ....
18:00 pm ....
19:00 pm ....
20:00 pm ....
21:00 pm ....
22:00 pm ....

TÄGLICHE CHECKLISTE

○ FOLGE EINER DIÄT
○ 45 Min. TRAINING
○ 4 LITREN WASSER
○ 10 SEITEN LESEN
○ 5 Min. KALTE DUSCHE
○ KEIN ALKOHOL &
○ SCHUMMLERESSEN
EIN AKT DER FREUNDLICHKEIT

TO DO-LISTE

○ ....
○ ....
○ ....
○ ....
○ ....
○ ....
○ ....
○ ....
○ ....
○ ....
○ ....

Bestätigungen

ERNÄHRUNGSPLAN	FRÜHSTÜCK		
	MITTAGESSEN		
	ABENDESSEN		

TRAININGSPLAN	GYMNASTIK	WIEDERHOLUNG	DAUER	ANMERKUNGEN

LESEN	TITEL	VERFASSER	SEITEN

STIMMUNGSTRACKER

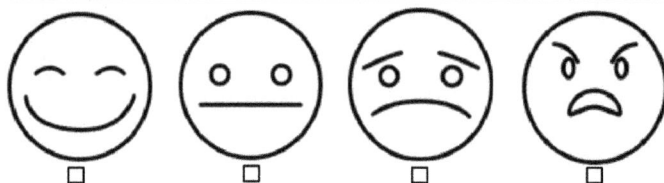

WASSEREINLAUF

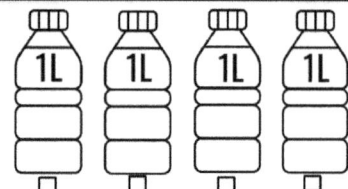

1L 1L 1L 1L

EIN AKT DER FREUNDLICHKEIT, DEN ICH HEUTE GETAN HABE:

Täglicher Zeitplan

TÄGLICHER ZEITPLAN

6:00   am ....
7:00   am ....
8:00 am ....
9:00 am ....
10:00 am ....
11:00 am ....
12:00 am ....
13:00 pm ....
14:00 pm ....
15:00 pm ....
16:00 pm ....
17:00 pm ....
18:00 pm ....
19:00 pm ....
20:00 pm ....
21:00 pm ....
22:00 pm ....

TÄGLICHE CHECKLISTE

○ FOLGE EINER DIÄT
○ 45 Min. TRAINING
○ 4 LITREN WASSER
○ 10 SEITEN LESEN
○ 5 Min. KALTE DUSCHE
○ KEIN ALKOHOL &
○ SCHUMMLERESSEN
   EIN AKT DER FREUNDLICHKEIT

TO DO-LISTE

○ ....
○ ....
○ ....
○ ....
○ ....
○ ....
○ ....
○ ....
○ ....
○ ....
○ ....

Bestätigungen

ERNÄHRUNGSPLAN	FRÜHSTÜCK		
	MITTAGESSEN		
	ABENDESSEN		

TRAININGSPLAN	GYMNASTIK	WIEDERHOLUNG	DAUER	ANMERKUNGEN

LESEN	TITEL	VERFASSER	SEITEN

STIMMUNGSTRACKER

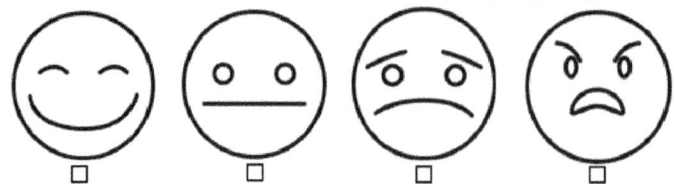

WASSEREINLAUF

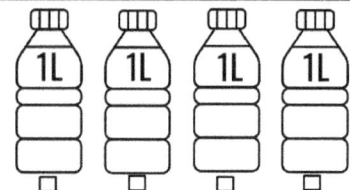

1L   1L   1L   1L

EIN AKT DER FREUNDLICHKEIT, DEN ICH HEUTE GETAN HABE:

Täglicher Zeitplan

TAG 5

TÄGLICHER ZEITPLAN

6:00 am ....
7:00 am ....
8:00 am ....
9:00 am ....
10:00 am ....
11:00 am ....
12:00 am ....
13:00 pm ....
14:00 pm ....
15:00 pm ....
16:00 pm ....
17:00 pm ....
18:00 pm ....
19:00 pm ....
20:00 pm ....
21:00 pm ....
22:00 pm ....

TÄGLICHE CHECKLISTE

○ FOLGE EINER DIÄT
○ 45 Min. TRAINING
○ 4 LITREN WASSER
○ 10 SEITEN LESEN
○ 5 Min. KALTE DUSCHE
○ KEIN ALKOHOL &
○ SCHUMMLERESSEN
EIN AKT DER FREUNDLICHKEIT

TO DO-LISTE

○ ....
○ ....
○ ....
○ ....
○ ....
○ ....
○ ....
○ ....
○ ....
○ ....
○ ....

Bestätigungen

ERNÄHRUNGSPLAN	FRÜHSTÜCK		
	MITTAGESSEN		
	ABENDESSEN		

TRAININGSPLAN	GYMNASTIK	WIEDERHOLUNG	DAUER	ANMERKUNGEN

LESEN	TITEL	VERFASSER	SEITEN

STIMMUNGSTRACKER

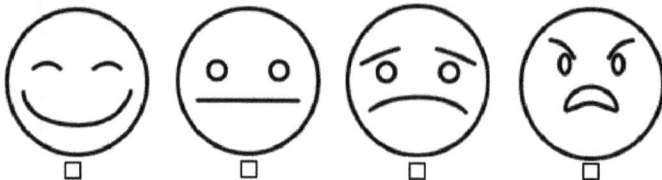

WASSEREINLAUF

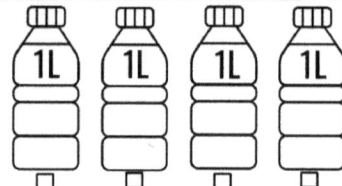

EIN AKT DER FREUNDLICHKEIT, DEN ICH HEUTE GETAN HABE:

Täglicher Zeitplan

TAG 6

TÄGLICHER ZEITPLAN

6:00 am ....
7:00 am ....
8:00 am ....
9:00 am ....
10:00 am ....
11:00 am ....
12:00 am ....
13:00 pm ....
14:00 pm ....
15:00 pm ....
16:00 pm ....
17:00 pm ....
18:00 pm ....
19:00 pm ....
20:00 pm ....
21:00 pm ....
22:00 pm ....

TÄGLICHE CHECKLISTE

○ FOLGE EINER DIÄT
○ 45 Min. TRAINING
○ 4 LITREN WASSER
○ 10 SEITEN LESEN
○ 5 Min. KALTE DUSCHE
○ KEIN ALKOHOL &
○ SCHUMMLERESSEN
EIN AKT DER FREUNDLICHKEIT

TO DO-LISTE

○ ....
○ ....
○ ....
○ ....
○ ....
○ ....
○ ....
○ ....
○ ....
○ ....
○ ....

Bestätigungen

ERNÄHRUNGSPLAN	FRÜHSTÜCK		☕
	MITTAGESSEN		🍴
	ABENDESSEN		🕯️

TRAININGSPLAN	GYMNASTIK	WIEDERHOLUNG	DAUER	ANMERKUNGEN

LESEN	TITEL	VERFASSER	SEITEN

STIMMUNGSTRACKER

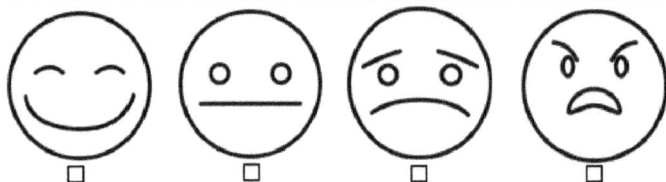

WASSEREINLAUF

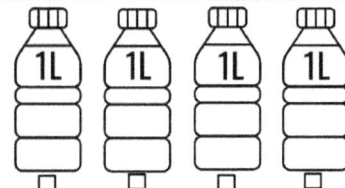

1L 1L 1L 1L

EIN AKT DER FREUNDLICHKEIT, DEN ICH HEUTE GETAN HABE:

Täglicher Zeitplan

TAG 7

TÄGLICHER ZEITPLAN

6:00   am
7:00   am
8:00 am
9:00 am
10:00 am
11:00 am
12:00 am
13:00 pm
14:00 pm
15:00 pm
16:00 pm
17:00 pm
18:00 pm
19:00 pm
20:00 pm
21:00 pm
22:00 pm

TÄGLICHE CHECKLISTE

○ FOLGE EINER DIÄT
○ 45 Min. TRAINING
○ 4 LITREN WASSER
○ 10 SEITEN LESEN
○ 5 Min. KALTE DUSCHE
○ KEIN ALKOHOL &
○ SCHUMMLERESSEN
EIN AKT DER FREUNDLICHKEIT

TO DO-LISTE

○ ....
○ ....
○ ....
○ ....
○ ....
○ ....
○ ....
○ ....
○ ....
○ ....
○ ....

Bestätigungen

ERNÄHRUNGSPLAN	FRÜHSTÜCK		
	MITTAGESSEN		
	ABENDESSEN		

TRAININGSPLAN	GYMNASTIK	WIEDERHOLUNG	DAUER	ANMERKUNGEN

LESEN	TITEL	VERFASSER	SEITEN

STIMMUNGSTRACKER

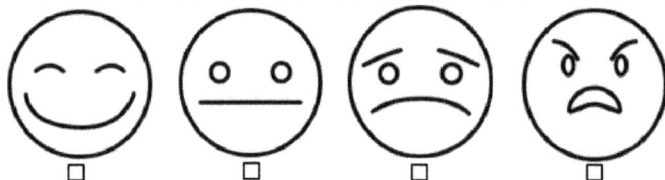

WASSEREINLAUF

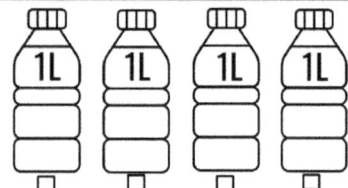

EIN AKT DER FREUNDLICHKEIT, DEN ICH HEUTE GETAN HABE:

Täglicher Zeitplan

TAG 8

TÄGLICHER ZEITPLAN

6:00   am ....

7:00   am ....

8:00 am ....

9:00 am ....

10:00 am ....

11:00 am ....

12:00 am ....

13:00 pm ....

14:00 pm ....

15:00 pm ....

16:00 pm ....

17:00 pm ....

18:00 pm ....

19:00 pm ....

20:00 pm ....

21:00 pm ....

22:00 pm ....

TÄGLICHE CHECKLISTE

- ○ FOLGE EINER DIÄT
- ○ 45 Min. TRAINING
- ○ 4 LITREN WASSER
- ○ 10 SEITEN LESEN
- ○ 5 Min. KALTE DUSCHE
- ○ KEIN ALKOHOL &
- ○ SCHUMMLERESSEN
  EIN AKT DER FREUNDLICHKEIT

TO DO-LISTE

- ○ ....
- ○ ....
- ○ ....
- ○ ....
- ○ ....
- ○ ....
- ○ ....
- ○ ....
- ○ ....
- ○ ....
- ○ ....

Bestätigungen

ERNÄHRUNGSPLAN	FRÜHSTÜCK	
	MITTAGESSEN	
	ABENDESSEN	

TRAININGSPLAN	GYMNASTIK	WIEDERHOLUNG	DAUER	ANMERKUNGEN

LESEN	TITEL	VERFASSER	SEITEN

STIMMUNGSTRACKER

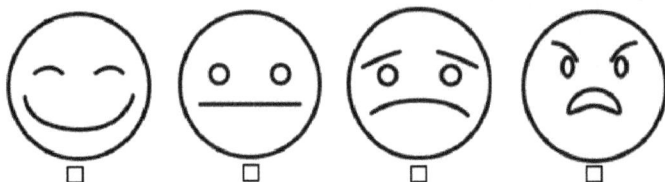

☐   ☐   ☐   ☐

WASSEREINLAUF

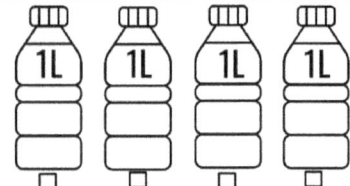

1L   1L   1L   1L
☐   ☐   ☐   ☐

EIN AKT DER FREUNDLICHKEIT, DEN ICH HEUTE GETAN HABE:

Täglicher Zeitplan **TAG 9**

TÄGLICHER ZEITPLAN

6:00 am ....
7:00 am ....
8:00 am ....
9:00 am ....
10:00 am ....
11:00 am ....
12:00 am ....
13:00 pm ....
14:00 pm ....
15:00 pm ....
16:00 pm ....
17:00 pm ....
18:00 pm ....
19:00 pm ....
20:00 pm ....
21:00 pm ....
22:00 pm ....

TÄGLICHE CHECKLISTE

- ○ FOLGE EINER DIÄT
- ○ 45 Min. TRAINING
- ○ 4 LITREN WASSER
- ○ 10 SEITEN LESEN
- ○ 5 Min. KALTE DUSCHE
- ○ KEIN ALKOHOL &
- ○ SCHUMMLERESSEN
  EIN AKT DER FREUNDLICHKEIT

TO DO-LISTE

- ○ ....
- ○ ....
- ○ ....
- ○ ....
- ○ ....
- ○ ....
- ○ ....
- ○ ....
- ○ ....
- ○ ....
- ○ ....

Bestätigungen

ERNÄHRUNGSPLAN	FRÜHSTÜCK	
	MITTAGESSEN	
	ABENDESSEN	

TRAININGSPLAN	GYMNASTIK	WIEDERHOLUNG	DAUER	ANMERKUNGEN

LESEN	TITEL	VERFASSER	SEITEN

STIMMUNGSTRACKER

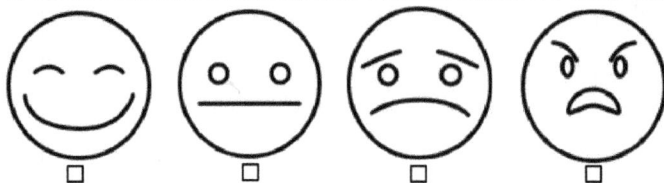

WASSEREINLAUF

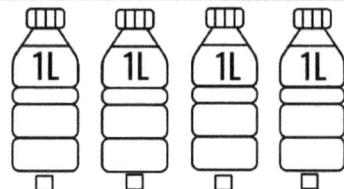

1L 1L 1L 1L

EIN AKT DER FREUNDLICHKEIT, DEN ICH HEUTE GETAN HABE:

Täglicher Zeitplan

TAG 10

TÄGLICHER ZEITPLAN

6:00   am ....
7:00   am ....
8:00 am ....
9:00 am ....
10:00 am ....
11:00 am ....
12:00 am ....
13:00 pm ....
14:00 pm ....
15:00 pm ....
16:00 pm ....
17:00 pm ....
18:00 pm ....
19:00 pm ....
20:00 pm ....
21:00 pm ....
22:00 pm ....

TÄGLICHE CHECKLISTE

○ FOLGE EINER DIÄT
○ 45 Min. TRAINING
○ 4 LITREN WASSER
○ 10 SEITEN LESEN
○ 5 Min. KALTE DUSCHE
○ KEIN ALKOHOL &
○ SCHUMMLERESSEN
   EIN AKT DER FREUNDLICHKEIT

TO DO-LISTE

○ ....
○ ....
○ ....
○ ....
○ ....
○ ....
○ ....
○ ....
○ ....
○ ....
○ ....

Bestätigungen

ERNÄHRUNGSPLAN	FRÜHSTÜCK		
	MITTAGESSEN		
	ABENDESSEN		

TRAININGSPLAN	GYMNASTIK	WIEDERHOLUNG	DAUER	ANMERKUNGEN

LESEN	TITEL	VERFASSER	SEITEN

STIMMUNGSTRACKER

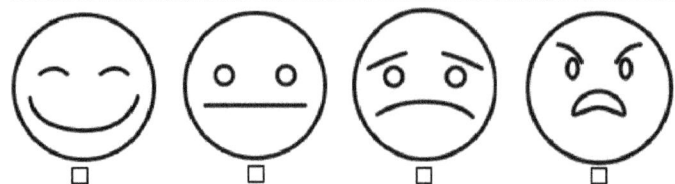

WASSEREINLAUF

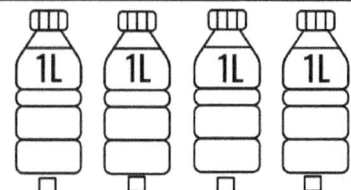

1L 1L 1L 1L

EIN AKT DER FREUNDLICHKEIT, DEN ICH HEUTE GETAN HABE:

DATUM .... # Täglicher Zeitplan

TAG 11

TÄGLICHER ZEITPLAN

6:00 am ....
7:00 am ....
8:00 am ....
9:00 am ....
10:00 am ....
11:00 am ....
12:00 am ....
13:00 pm ....
14:00 pm ....
15:00 pm ....
16:00 pm ....
17:00 pm ....
18:00 pm ....
19:00 pm ....
20:00 pm ....
21:00 pm ....
22:00 pm ....

TÄGLICHE CHECKLISTE

○ FOLGE EINER DIÄT
○ 45 Min. TRAINING
○ 4 LITREN WASSER
○ 10 SEITEN LESEN
○ 5 Min. KALTE DUSCHE
○ KEIN ALKOHOL &
○ SCHUMMLERESSEN
EIN AKT DER FREUNDLICHKEIT

TO DO-LISTE

○ ....
○ ....
○ ....
○ ....
○ ....
○ ....
○ ....
○ ....
○ ....
○ ....
○ ....

Bestätigungen

ERNÄHRUNGSPLAN	FRÜHSTÜCK		
	MITTAGESSEN		
	ABENDESSEN		

TRAININGSPLAN	GYMNASTIK	WIEDERHOLUNG	DAUER	ANMERKUNGEN

LESEN	TITEL	VERFASSER	SEITEN

STIMMUNGSTRACKER

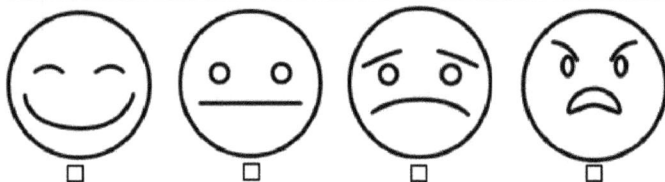

WASSEREINLAUF

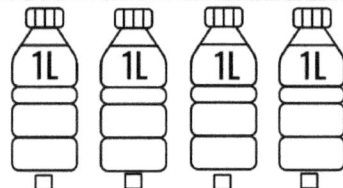

1L 1L 1L 1L

EIN AKT DER FREUNDLICHKEIT, DEN ICH HEUTE GETAN HABE:

Täglicher Zeitplan

TAG 12

TÄGLICHER ZEITPLAN

6:00 am ....

7:00 am ....

8:00 am ....

9:00 am ....

10:00 am ....

11:00 am ....

12:00 am ....

13:00 pm ....

14:00 pm ....

15:00 pm ....

16:00 pm ....

17:00 pm ....

18:00 pm ....

19:00 pm ....

20:00 pm ....

21:00 pm ....

22:00 pm ....

TÄGLICHE CHECKLISTE

○ FOLGE EINER DIÄT

○ 45 Min. TRAINING

○ 4 LITREN WASSER

○ 10 SEITEN LESEN

○ 5 Min. KALTE DUSCHE

○ KEIN ALKOHOL &

○ SCHUMMLERESSEN

EIN AKT DER FREUNDLICHKEIT

TO DO-LISTE

○ ....

○ ....

○ ....

○ ....

○ ....

○ ....

○ ....

○ ....

○ ....

○ ....

○ ....

Bestätigungen

ERNÄHRUNGSPLAN	FRÜHSTÜCK		
	MITTAGESSEN		
	ABENDESSEN		

TRAININGSPLAN	GYMNASTIK	WIEDERHOLUNG	DAUER	ANMERKUNGEN

LESEN	TITEL	VERFASSER	SEITEN

STIMMUNGSTRACKER

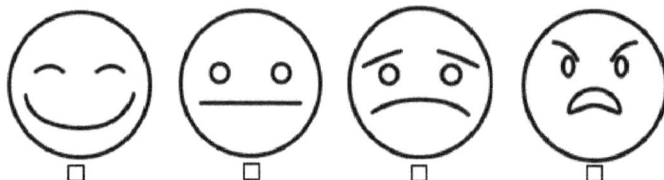

WASSEREINLAUF

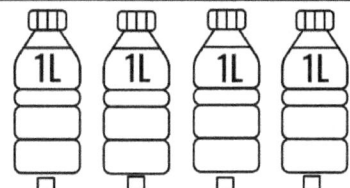

1L 1L 1L 1L

EIN AKT DER FREUNDLICHKEIT, DEN ICH HEUTE GETAN HABE:

Täglicher Zeitplan

TAG 13

TÄGLICHER ZEITPLAN

6:00   am ....
7:00   am ....
8:00 am ....
9:00 am ....
10:00 am ....
11:00 am ....
12:00 am ....
13:00 pm ....
14:00 pm ....
15:00 pm ....
16:00 pm ....
17:00 pm ....
18:00 pm ....
19:00 pm ....
20:00 pm ....
21:00 pm ....
22:00 pm ....

Bestätigungen

TÄGLICHE CHECKLISTE

○ FOLGE EINER DIÄT
○ 45 Min. TRAINING
○ 4 LITREN WASSER
○ 10 SEITEN LESEN
○ 5 Min. KALTE DUSCHE
○ KEIN ALKOHOL &
○ SCHUMMLERESSEN
EIN AKT DER FREUNDLICHKEIT

TO DO-LISTE

○ ....
○ ....
○ ....
○ ....
○ ....
○ ....
○ ....
○ ....
○ ....
○ ....
○ ....

ERNÄHRUNGSPLAN			
	FRÜHSTÜCK		
	MITTAGESSEN		
	ABENDESSEN		

TRAININGSPLAN	GYMNASTIK	WIEDERHOLUNG	DAUER	ANMERKUNGEN

LESEN	TITEL	VERFASSER	SEITEN

STIMMUNGSTRACKER

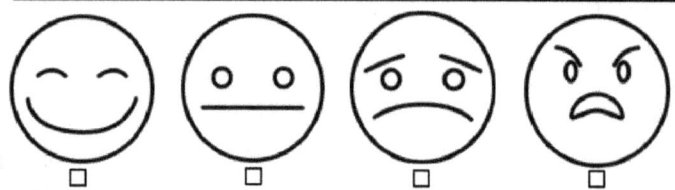

WASSEREINLAUF

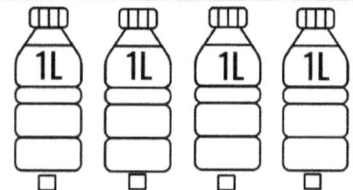

1L 1L 1L 1L

EIN AKT DER FREUNDLICHKEIT, DEN ICH HEUTE GETAN HABE:

Täglicher Zeitplan

TAG 14

TÄGLICHER ZEITPLAN

6:00 am ....
7:00 am ....
8:00 am ....
9:00 am ....
10:00 am ....
11:00 am ....
12:00 am ....
13:00 pm ....
14:00 pm ....
15:00 pm ....
16:00 pm ....
17:00 pm ....
18:00 pm ....
19:00 pm ....
20:00 pm ....
21:00 pm ....
22:00 pm ....

TÄGLICHE CHECKLISTE

○ FOLGE EINER DIÄT
○ 45 Min. TRAINING
○ 4 LITREN WASSER
○ 10 SEITEN LESEN
○ 5 Min. KALTE DUSCHE
○ KEIN ALKOHOL &
○ SCHUMMLERESSEN
  EIN AKT DER FREUNDLICHKEIT

TO DO-LISTE

○ ....
○ ....
○ ....
○ ....
○ ....
○ ....
○ ....
○ ....
○ ....
○ ....
○ ....

Bestätigungen

ERNÄHRUNGSPLAN	FRÜHSTÜCK		☕
	MITTAGESSEN		🍴
	ABENDESSEN		🕯️

TRAININGSPLAN	GYMNASTIK	WIEDERHOLUNG	DAUER	ANMERKUNGEN

LESEN	TITEL	VERFASSER	SEITEN

STIMMUNGSTRACKER

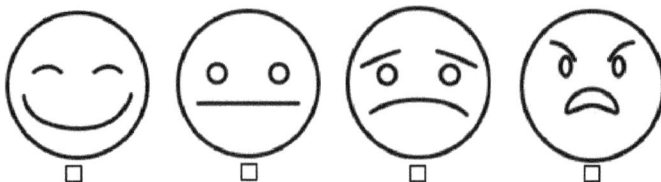

☐ ☐ ☐ ☐

WASSEREINLAUF

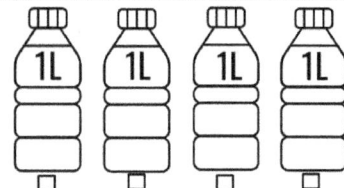

1L 1L 1L 1L
☐ ☐ ☐ ☐

EIN AKT DER FREUNDLICHKEIT, DEN ICH HEUTE GETAN HABE:

Täglicher Zeitplan

TAG 15

TÄGLICHER ZEITPLAN

6:00 am ....
7:00 am ....
8:00 am ....
9:00 am ....
10:00 am ....
11:00 am ....
12:00 am ....
13:00 pm ....
14:00 pm ....
15:00 pm ....
16:00 pm ....
17:00 pm ....
18:00 pm ....
19:00 pm ....
20:00 pm ....
21:00 pm ....
22:00 pm ....

TÄGLICHE CHECKLISTE

○ FOLGE EINER DIÄT

○ 45 Min. TRAINING

○ 4 LITREN WASSER

○ 10 SEITEN LESEN

○ 5 Min. KALTE DUSCHE

○ KEIN ALKOHOL &

○ SCHUMMLERESSEN

EIN AKT DER FREUNDLICHKEIT

TO DO-LISTE

○ ....
○ ....
○ ....
○ ....
○ ....
○ ....
○ ....
○ ....
○ ....
○ ....
○ ....

Bestätigungen

ERNÄHRUNGSPLAN	FRÜHSTÜCK		
	MITTAGESSEN		
	ABENDESSEN		

TRAININGSPLAN	GYMNASTIK	WIEDERHOLUNG	DAUER	ANMERKUNGEN

LESEN	TITEL	VERFASSER	SEITEN

STIMMUNGSTRACKER

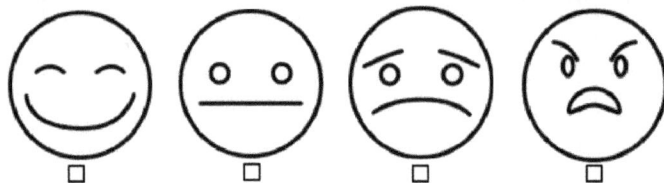

WASSEREINLAUF

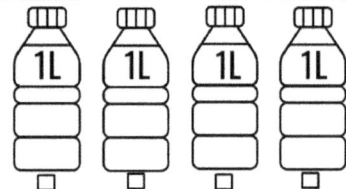

EIN AKT DER FREUNDLICHKEIT, DEN ICH HEUTE GETAN HABE:

Täglicher Zeitplan

TAG 16

TÄGLICHER ZEITPLAN

6:00   am ....
7:00   am ....
8:00 am ....
9:00 am ....
10:00 am ....
11:00 am ....
12:00 am ....
13:00 pm ....
14:00 pm ....
15:00 pm ....
16:00 pm ....
17:00 pm ....
18:00 pm ....
19:00 pm ....
20:00 pm ....
21:00 pm ....
22:00 pm ....

Bestätigungen

TÄGLICHE CHECKLISTE

○ FOLGE EINER DIÄT
○ 45 Min. TRAINING
○ 4 LITREN WASSER
○ 10 SEITEN LESEN
○ 5 Min. KALTE DUSCHE
○ KEIN ALKOHOL &
○ SCHUMMLERESSEN
   EIN AKT DER FREUNDLICHKEIT

TO DO-LISTE

○ ....
○ ....
○ ....
○ ....
○ ....
○ ....
○ ....
○ ....
○ ....
○ ....
○ ....

ERNÄHRUNGSPLAN	FRÜHSTÜCK	
	MITTAGESSEN	
	ABENDESSEN	

TRAININGSPLAN	GYMNASTIK	WIEDERHOLUNG	DAUER	ANMERKUNGEN

LESEN	TITEL	VERFASSER	SEITEN

STIMMUNGSTRACKER

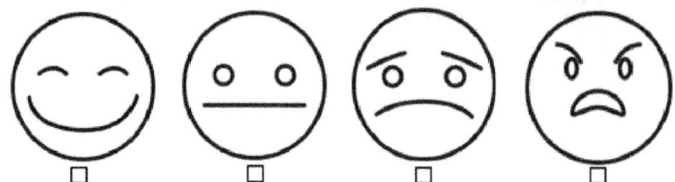

WASSEREINLAUF

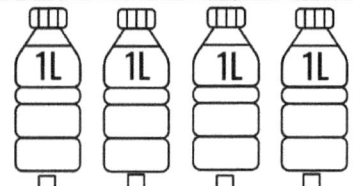

EIN AKT DER FREUNDLICHKEIT, DEN ICH HEUTE GETAN HABE:

Täglicher Zeitplan

TAG 17

TÄGLICHER ZEITPLAN

6:00 am ....

7:00 am ....

8:00 am ....

9:00 am ....

10:00 am ....

11:00 am ....

12:00 am ....

13:00 pm ....

14:00 pm ....

15:00 pm ....

16:00 pm ....

17:00 pm ....

18:00 pm ....

19:00 pm ....

20:00 pm ....

21:00 pm ....

22:00 pm ....

TÄGLICHE CHECKLISTE

○ FOLGE EINER DIÄT

○ 45 Min. TRAINING

○ 4 LITREN WASSER

○ 10 SEITEN LESEN

○ 5 Min. KALTE DUSCHE

○ KEIN ALKOHOL &

○ SCHUMMLERESSEN

EIN AKT DER FREUNDLICHKEIT

TO DO-LISTE

○ ....

○ ....

○ ....

○ ....

○ ....

○ ....

○ ....

○ ....

○ ....

○ ....

○ ....

Bestätigungen

ERNÄHRUNGSPLAN	FRÜHSTÜCK	
	MITTAGESSEN	
	ABENDESSEN	

TRAININGSPLAN	GYMNASTIK	WIEDERHOLUNG	DAUER	ANMERKUNGEN

LESEN	TITEL	VERFASSER	SEITEN

STIMMUNGSTRACKER

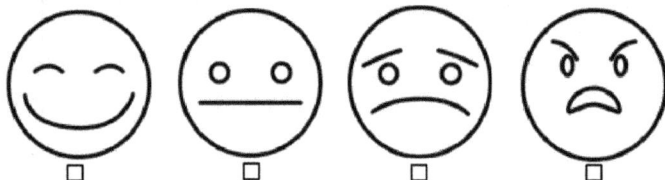

WASSEREINLAUF

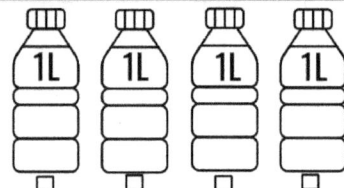

1L 1L 1L 1L

EIN AKT DER FREUNDLICHKEIT, DEN ICH HEUTE GETAN HABE:

Täglicher Zeitplan

TAG 18

TÄGLICHER ZEITPLAN

6:00 am ....
7:00 am ....
8:00 am ....
9:00 am ....
10:00 am ....
11:00 am ....
12:00 am ....
13:00 pm ....
14:00 pm ....
15:00 pm ....
16:00 pm ....
17:00 pm ....
18:00 pm ....
19:00 pm ....
20:00 pm ....
21:00 pm ....
22:00 pm ....

Bestätigungen

TÄGLICHE CHECKLISTE

○ FOLGE EINER DIÄT
○ 45 Min. TRAINING
○ 4 LITREN WASSER
○ 10 SEITEN LESEN
○ 5 Min. KALTE DUSCHE
○ KEIN ALKOHOL &
○ SCHUMMLERESSEN
  EIN AKT DER FREUNDLICHKEIT

TO DO-LISTE

○ ....
○ ....
○ ....
○ ....
○ ....
○ ....
○ ....
○ ....
○ ....
○ ....
○ ....

ERNÄHRUNGSPLAN	FRÜHSTÜCK		
	MITTAGESSEN		
	ABENDESSEN		

TRAININGSPLAN	GYMNASTIK	WIEDERHOLUNG	DAUER	ANMERKUNGEN

LESEN	TITEL	VERFASSER	SEITEN

STIMMUNGSTRACKER

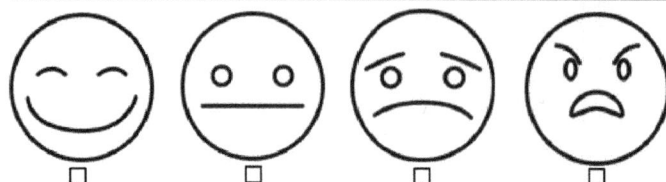

WASSEREINLAUF

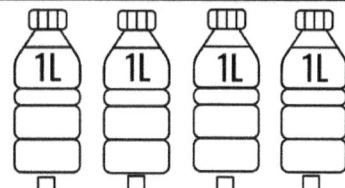

| 1L | 1L | 1L | 1L |

EIN AKT DER FREUNDLICHKEIT, DEN ICH HEUTE GETAN HABE:

Täglicher Zeitplan

TAG 19

TÄGLICHER ZEITPLAN

6:00 am ....
7:00 am ....
8:00 am ....
9:00 am ....
10:00 am ....
11:00 am ....
12:00 am ....
13:00 pm ....
14:00 pm ....
15:00 pm ....
16:00 pm ....
17:00 pm ....
18:00 pm ....
19:00 pm ....
20:00 pm ....
21:00 pm ....
22:00 pm ....

TÄGLICHE CHECKLISTE

○ FOLGE EINER DIÄT
○ 45 Min. TRAINING
○ 4 LITREN WASSER
○ 10 SEITEN LESEN
○ 5 Min. KALTE DUSCHE
○ KEIN ALKOHOL &
○ SCHUMMLERESSEN
EIN AKT DER FREUNDLICHKEIT

TO DO-LISTE

○ ....
○ ....
○ ....
○ ....
○ ....
○ ....
○ ....
○ ....
○ ....
○ ....
○ ....

Bestätigungen

ERNÄHRUNGSPLAN	FRÜHSTÜCK		
	MITTAGESSEN		
	ABENDESSEN		

TRAININGSPLAN	GYMNASTIK	WIEDERHOLUNG	DAUER	ANMERKUNGEN

LESEN	TITEL	VERFASSER	SEITEN

STIMMUNGSTRACKER

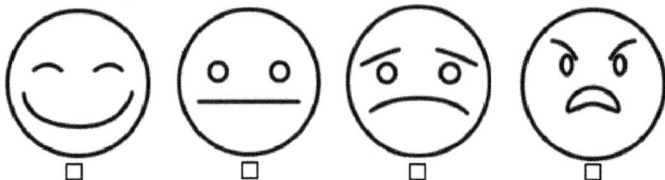

WASSEREINLAUF

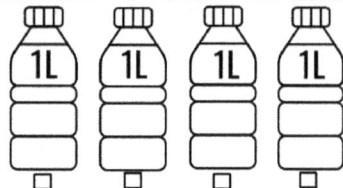

1L 1L 1L 1L

EIN AKT DER FREUNDLICHKEIT, DEN ICH HEUTE GETAN HABE:

Täglicher Zeitplan

TAG 20

TÄGLICHER ZEITPLAN

6:00   am
7:00   am
8:00 am
9:00 am
10:00 am
11:00 am
12:00 am
13:00 pm
14:00 pm
15:00 pm
16:00 pm
17:00 pm
18:00 pm
19:00 pm
20:00 pm
21:00 pm
22:00 pm

TÄGLICHE CHECKLISTE

○ FOLGE EINER DIÄT
○ 45 Min. TRAINING
○ 4 LITREN WASSER
○ 10 SEITEN LESEN
○ 5 Min. KALTE DUSCHE
○ KEIN ALKOHOL &
○ SCHUMMLERESSEN
    EIN AKT DER FREUNDLICHKEIT

TO DO-LISTE

○
○
○
○
○
○
○
○
○
○
○

Bestätigungen

ERNÄHRUNGSPLAN	FRÜHSTÜCK	
	MITTAGESSEN	
	ABENDESSEN	

TRAININGSPLAN	GYMNASTIK	WIEDERHOLUNG	DAUER	ANMERKUNGEN

LESEN	TITEL	VERFASSER	SEITEN

STIMMUNGSTRACKER

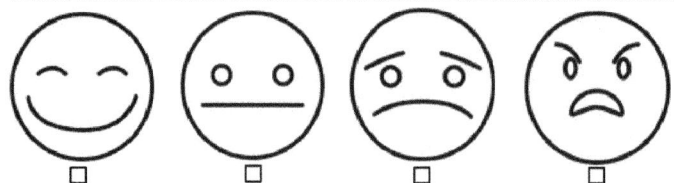

WASSEREINLAUF

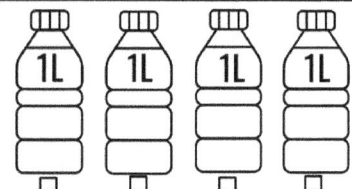

1L 1L 1L 1L

EIN AKT DER FREUNDLICHKEIT, DEN ICH HEUTE GETAN HABE:

Täglicher Zeitplan

TAG 21

TÄGLICHER ZEITPLAN

6:00 am
7:00 am
8:00 am
9:00 am
10:00 am
11:00 am
12:00 am
13:00 pm
14:00 pm
15:00 pm
16:00 pm
17:00 pm
18:00 pm
19:00 pm
20:00 pm
21:00 pm
22:00 pm

TÄGLICHE CHECKLISTE

- ○ FOLGE EINER DIÄT
- ○ 45 Min. TRAINING
- ○ 4 LITREN WASSER
- ○ 10 SEITEN LESEN
- ○ 5 Min. KALTE DUSCHE
- ○ KEIN ALKOHOL &
- ○ SCHUMMLERESSEN

EIN AKT DER FREUNDLICHKEIT

TO DO-LISTE

○
○
○
○
○
○
○
○
○
○
○

Bestätigungen

ERNÄHRUNGSPLAN	FRÜHSTÜCK	
	MITTAGESSEN	
	ABENDESSEN	

TRAININGSPLAN	GYMNASTIK	WIEDERHOLUNG	DAUER	ANMERKUNGEN

LESEN	TITEL	VERFASSER	SEITEN

STIMMUNGSTRACKER

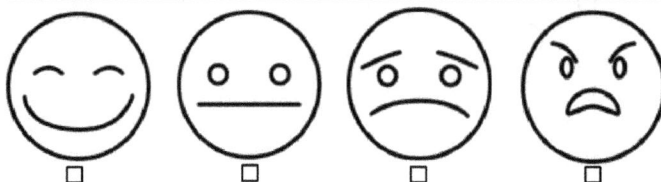

WASSEREINLAUF

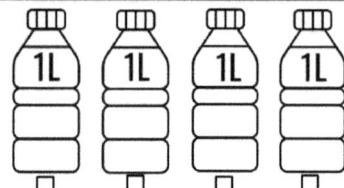

1L 1L 1L 1L

EIN AKT DER FREUNDLICHKEIT, DEN ICH HEUTE GETAN HABE:

Täglicher Zeitplan

TAG 22

TÄGLICHER ZEITPLAN

6:00   am ....

7:00   am ....

8:00 am ....

9:00 am ....

10:00 am ....

11:00 am ....

12:00 am ....

13:00 pm ....

14:00 pm ....

15:00 pm ....

16:00 pm ....

17:00 pm ....

18:00 pm ....

19:00 pm ....

20:00 pm ....

21:00 pm ....

22:00 pm ....

TÄGLICHE CHECKLISTE

○ FOLGE EINER DIÄT

○ 45 Min. TRAINING

○ 4 LITREN WASSER

○ 10 SEITEN LESEN

○ 5 Min. KALTE DUSCHE

○ KEIN ALKOHOL &

○ SCHUMMLERESSEN

EIN AKT DER FREUNDLICHKEIT

TO DO-LISTE

○ ....

○ ....

○ ....

○ ....

○ ....

○ ....

○ ....

○ ....

○ ....

○ ....

○ ....

Bestätigungen

ERNÄHRUNGSPLAN	FRÜHSTÜCK		
	MITTAGESSEN		
	ABENDESSEN		

TRAININGSPLAN	GYMNASTIK	WIEDERHOLUNG	DAUER	ANMERKUNGEN

LESEN	TITEL	VERFASSER	SEITEN

STIMMUNGSTRACKER

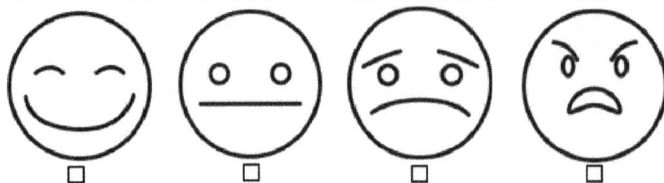

WASSEREINLAUF

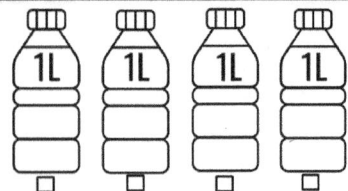

1L 1L 1L 1L

EIN AKT DER FREUNDLICHKEIT, DEN ICH HEUTE GETAN HABE:

Täglicher Zeitplan

TAG 23

TÄGLICHER ZEITPLAN

6:00   am ....
7:00   am ....
8:00 am ....
9:00 am ....
10:00 am ....
11:00 am ....
12:00 am ....
13:00 pm ....
14:00 pm ....
15:00 pm ....
16:00 pm ....
17:00 pm ....
18:00 pm ....
19:00 pm ....
20:00 pm ....
21:00 pm ....
22:00 pm ....

TÄGLICHE CHECKLISTE

○ FOLGE EINER DIÄT
○ 45 Min. TRAINING
○ 4 LITREN WASSER
○ 10 SEITEN LESEN
○ 5 Min. KALTE DUSCHE
○ KEIN ALKOHOL &
○ SCHUMMLERESSEN
  EIN AKT DER FREUNDLICHKEIT

TO DO-LISTE

○ ....
○ ....
○ ....
○ ....
○ ....
○ ....
○ ....
○ ....
○ ....
○ ....
○ ....

Bestätigungen

ERNÄHRUNGSPLAN	FRÜHSTÜCK		
	MITTAGESSEN		
	ABENDESSEN		

TRAININGSPLAN	GYMNASTIK	WIEDERHOLUNG	DAUER	ANMERKUNGEN

LESEN	TITEL	VERFASSER	SEITEN

STIMMUNGSTRACKER

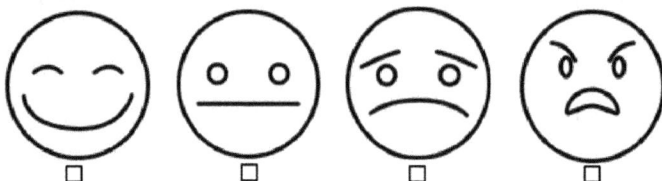

WASSEREINLAUF

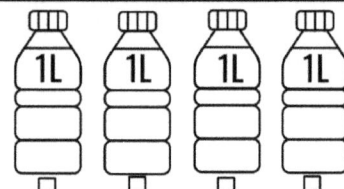

1L 1L 1L 1L

EIN AKT DER FREUNDLICHKEIT, DEN ICH HEUTE GETAN HABE:

Täglicher Zeitplan

TAG 24

TÄGLICHER ZEITPLAN

6:00 am ....
7:00 am ....
8:00 am ....
9:00 am ....
10:00 am ....
11:00 am ....
12:00 am ....
13:00 pm ....
14:00 pm ....
15:00 pm ....
16:00 pm ....
17:00 pm ....
18:00 pm ....
19:00 pm ....
20:00 pm ....
21:00 pm ....
22:00 pm ....

TÄGLICHE CHECKLISTE

○ FOLGE EINER DIÄT
○ 45 Min. TRAINING
○ 4 LITREN WASSER
○ 10 SEITEN LESEN
○ 5 Min. KALTE DUSCHE
○ KEIN ALKOHOL &
○ SCHUMMLERESSEN
EIN AKT DER FREUNDLICHKEIT

TO DO-LISTE

○ ....
○ ....
○ ....
○ ....
○ ....
○ ....
○ ....
○ ....
○ ....
○ ....
○ ....

Bestätigungen

ERNÄHRUNGSPLAN	FRÜHSTÜCK		
	MITTAGESSEN		
	ABENDESSEN		

TRAININGSPLAN	GYMNASTIK	WIEDERHOLUNG	DAUER	ANMERKUNGEN

LESEN	TITEL	VERFASSER	SEITEN

STIMMUNGSTRACKER

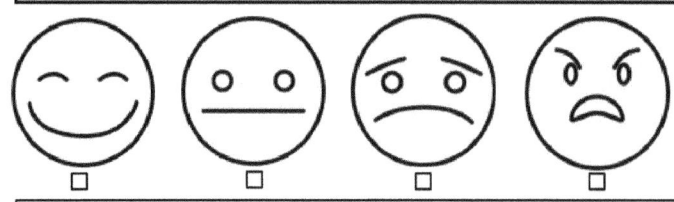

WASSEREINLAUF

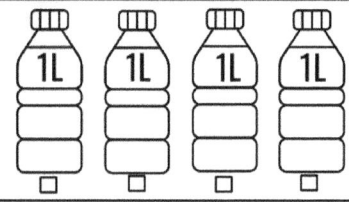

1L 1L 1L 1L

EIN AKT DER FREUNDLICHKEIT, DEN ICH HEUTE GETAN HABE:

Täglicher Zeitplan

TAG 25

TÄGLICHER ZEITPLAN

6:00 am ....
7:00 am ....
8:00 am ....
9:00 am ....
10:00 am ....
11:00 am ....
12:00 am ....
13:00 pm ....
14:00 pm ....
15:00 pm ....
16:00 pm ....
17:00 pm ....
18:00 pm ....
19:00 pm ....
20:00 pm ....
21:00 pm ....
22:00 pm ....

TÄGLICHE CHECKLISTE

○ FOLGE EINER DIÄT
○ 45 Min. TRAINING
○ 4 LITREN WASSER
○ 10 SEITEN LESEN
○ 5 Min. KALTE DUSCHE
○ KEIN ALKOHOL &
○ SCHUMMLERESSEN
EIN AKT DER FREUNDLICHKEIT

TO DO-LISTE

○ ....
○ ....
○ ....
○ ....
○ ....
○ ....
○ ....
○ ....
○ ....
○ ....
○ ....

Bestätigungen

ERNÄHRUNGSPLAN	FRÜHSTÜCK		
	MITTAGESSEN		
	ABENDESSEN		

TRAININGSPLAN	GYMNASTIK	WIEDERHOLUNG	DAUER	ANMERKUNGEN

LESEN	TITEL	VERFASSER	SEITEN

STIMMUNGSTRACKER

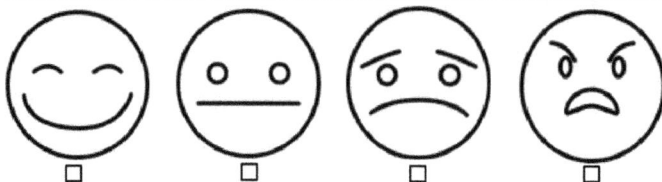

WASSEREINLAUF

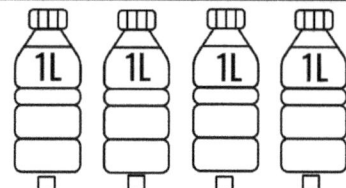

1L 1L 1L 1L

EIN AKT DER FREUNDLICHKEIT, DEN ICH HEUTE GETAN HABE:

Täglicher Zeitplan

TAG 26

TÄGLICHER ZEITPLAN

6:00 am ....
7:00 am ....
8:00 am ....
9:00 am ....
10:00 am ....
11:00 am ....
12:00 am ....
13:00 pm ....
14:00 pm ....
15:00 pm ....
16:00 pm ....
17:00 pm ....
18:00 pm ....
19:00 pm ....
20:00 pm ....
21:00 pm ....
22:00 pm ....

Bestätigungen

TÄGLICHE CHECKLISTE

○ FOLGE EINER DIÄT
○ 45 Min. TRAINING
○ 4 LITREN WASSER
○ 10 SEITEN LESEN
○ 5 Min. KALTE DUSCHE
○ KEIN ALKOHOL &
○ SCHUMMLERESSEN
   EIN AKT DER FREUNDLICHKEIT

TO DO-LISTE

○ ....
○ ....
○ ....
○ ....
○ ....
○ ....
○ ....
○ ....
○ ....
○ ....
○ ....

ERNÄHRUNGSPLAN		
FRÜHSTÜCK		
MITTAGESSEN		
ABENDESSEN		

TRAININGSPLAN				
GYMNASTIK		WIEDERHOLUNG	DAUER	ANMERKUNGEN

LESEN	TITEL	VERFASSER	SEITEN

STIMMUNGSTRACKER

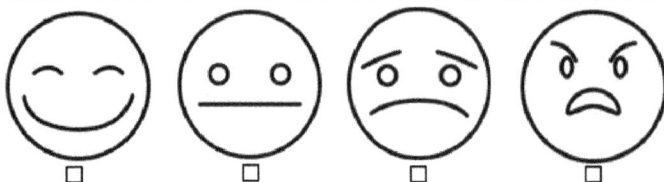

WASSEREINLAUF

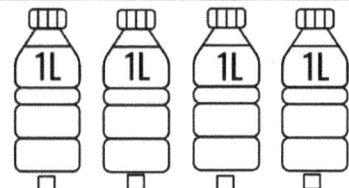

1L   1L   1L   1L

EIN AKT DER FREUNDLICHKEIT, DEN ICH HEUTE GETAN HABE:

Täglicher Zeitplan **TAG 27**

TÄGLICHER ZEITPLAN

6:00   am ....
7:00   am ....
8:00 am ....
9:00 am ....
10:00 am ....
11:00 am ....
12:00 am ....
13:00 pm ....
14:00 pm ....
15:00 pm ....
16:00 pm ....
17:00 pm ....
18:00 pm ....
19:00 pm ....
20:00 pm ....
21:00 pm ....
22:00 pm ....

TÄGLICHE CHECKLISTE

○ FOLGE EINER DIÄT
○ 45 Min. TRAINING
○ 4 LITREN WASSER
○ 10 SEITEN LESEN
○ 5 Min. KALTE DUSCHE
○ KEIN ALKOHOL &
○ SCHUMMLERESSEN
   EIN AKT DER FREUNDLICHKEIT

TO DO-LISTE

○ ....
○ ....
○ ....
○ ....
○ ....
○ ....
○ ....
○ ....
○ ....
○ ....
○ ....

Bestätigungen

ERNÄHRUNGSPLAN	FRÜHSTÜCK	
	MITTAGESSEN	
	ABENDESSEN	

TRAININGSPLAN	GYMNASTIK	WIEDERHOLUNG	DAUER	ANMERKUNGEN

LESEN	TITEL	VERFASSER	SEITEN

STIMMUNGSTRACKER

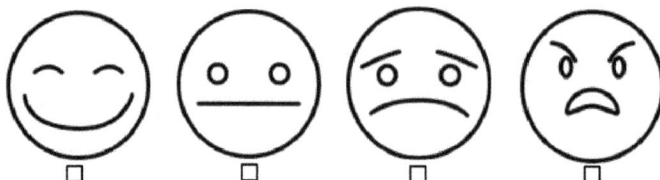

WASSEREINLAUF

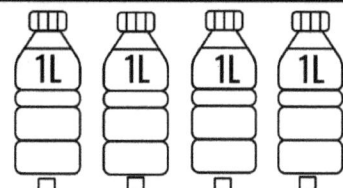

1L 1L 1L 1L

EIN AKT DER FREUNDLICHKEIT, DEN ICH HEUTE GETAN HABE:

Täglicher Zeitplan

TAG 28

TÄGLICHER ZEITPLAN

6:00   am
7:00   am
8:00 am
9:00 am
10:00 am
11:00 am
12:00 am
13:00 pm
14:00 pm
15:00 pm
16:00 pm
17:00 pm
18:00 pm
19:00 pm
20:00 pm
21:00 pm
22:00 pm

TÄGLICHE CHECKLISTE

○ FOLGE EINER DIÄT
○ 45 Min. TRAINING
○ 4 LITREN WASSER
○ 10 SEITEN LESEN
○ 5 Min. KALTE DUSCHE
○ KEIN ALKOHOL &
○ SCHUMMLERESSEN
  EIN AKT DER FREUNDLICHKEIT

TO DO-LISTE

○
○
○
○
○
○
○
○
○
○
○

Bestätigungen

ERNÄHRUNGSPLAN	FRÜHSTÜCK		
	MITTAGESSEN		
	ABENDESSEN		

TRAININGSPLAN	GYMNASTIK	WIEDERHOLUNG	DAUER	ANMERKUNGEN

LESEN	TITEL	VERFASSER	SEITEN

STIMMUNGSTRACKER

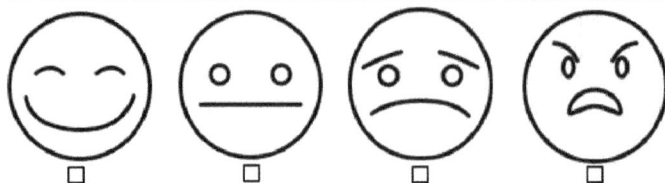

WASSEREINLAUF

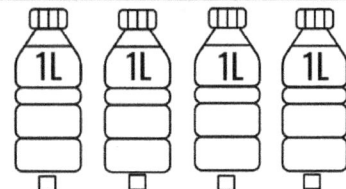

1L 1L 1L 1L

EIN AKT DER FREUNDLICHKEIT, DEN ICH HEUTE GETAN HABE:

Täglicher Zeitplan

TAG 29

TÄGLICHER ZEITPLAN

6:00 am ....

7:00 am ....

8:00 am ....

9:00 am ....

10:00 am ....

11:00 am ....

12:00 am ....

13:00 pm ....

14:00 pm ....

15:00 pm ....

16:00 pm ....

17:00 pm ....

18:00 pm ....

19:00 pm ....

20:00 pm ....

21:00 pm ....

22:00 pm ....

TÄGLICHE CHECKLISTE

○ FOLGE EINER DIÄT

○ 45 Min. TRAINING

○ 4 LITREN WASSER

○ 10 SEITEN LESEN

○ 5 Min. KALTE DUSCHE

○ KEIN ALKOHOL &

○ SCHUMMLERESSEN

EIN AKT DER FREUNDLICHKEIT

TO DO-LISTE

○ ....

○ ....

○ ....

○ ....

○ ....

○ ....

○ ....

○ ....

○ ....

○ ....

○ ....

Bestätigungen

ERNÄHRUNGSPLAN		
FRÜHSTÜCK		
MITTAGESSEN		
ABENDESSEN		

GYMNASTIK	WIEDERHOLUNG	DAUER	ANMERKUNGEN

TRAININGSPLAN

TITEL	VERFASSER	SEITEN

LESEN

STIMMUNGSTRACKER

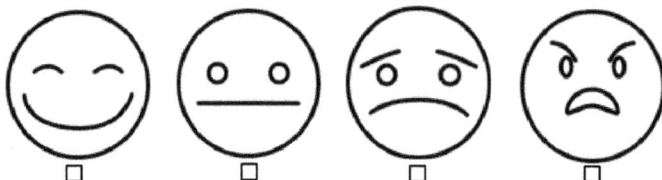

WASSEREINLAUF

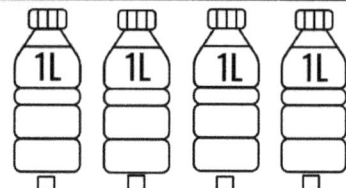

1L 1L 1L 1L

EIN AKT DER FREUNDLICHKEIT, DEN ICH HEUTE GETAN HABE:

Täglicher Zeitplan

TAG 30

TÄGLICHER ZEITPLAN

6:00   am ....
7:00   am ....
8:00 am ....
9:00 am ....
10:00 am ....
11:00 am ....
12:00 am ....
13:00 pm ....
14:00 pm ....
15:00 pm ....
16:00 pm ....
17:00 pm ....
18:00 pm ....
19:00 pm ....
20:00 pm ....
21:00 pm ....
22:00 pm ....

TÄGLICHE CHECKLISTE

○ FOLGE EINER DIÄT
○ 45 Min. TRAINING
○ 4 LITREN WASSER
○ 10 SEITEN LESEN
○ 5 Min. KALTE DUSCHE
○ KEIN ALKOHOL &
○ SCHUMMLERESSEN
   EIN AKT DER FREUNDLICHKEIT

TO DO-LISTE

○ ....
○ ....
○ ....
○ ....
○ ....
○ ....
○ ....
○ ....
○ ....
○ ....
○ ....

Bestätigungen

ERNÄHRUNGSPLAN	FRÜHSTÜCK	
	MITTAGESSEN	
	ABENDESSEN	

TRAININGSPLAN	GYMNASTIK	WIEDERHOLUNG	DAUER	ANMERKUNGEN

LESEN	TITEL	VERFASSER	SEITEN

STIMMUNGSTRACKER

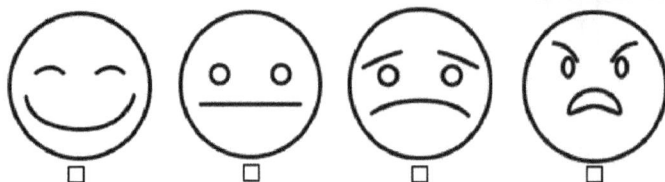

☐ ☐ ☐ ☐

WASSEREINLAUF

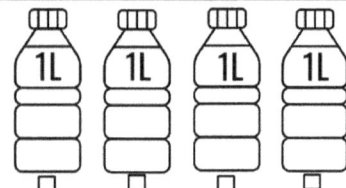

1L 1L 1L 1L
☐ ☐ ☐ ☐

EIN AKT DER FREUNDLICHKEIT, DEN ICH HEUTE GETAN HABE:

Täglicher Zeitplan

TAG 31

TÄGLICHER ZEITPLAN

6:00   am ....
7:00   am ....
8:00 am ....
9:00 am ....
10:00 am ....
11:00 am ....
12:00 am ....
13:00 pm ....
14:00 pm ....
15:00 pm ....
16:00 pm ....
17:00 pm ....
18:00 pm ....
19:00 pm ....
20:00 pm ....
21:00 pm ....
22:00 pm ....

TÄGLICHE CHECKLISTE

○ FOLGE EINER DIÄT
○ 45 Min. TRAINING
○ 4 LITREN WASSER
○ 10 SEITEN LESEN
○ 5 Min. KALTE DUSCHE
○ KEIN ALKOHOL &
○ SCHUMMLERESSEN
  EIN AKT DER FREUNDLICHKEIT

TO DO-LISTE

○ ....
○ ....
○ ....
○ ....
○ ....
○ ....
○ ....
○ ....
○ ....
○ ....
○ ....

Bestätigungen

ERNÄHRUNGSPLAN	FRÜHSTÜCK		
	MITTAGESSEN		
	ABENDESSEN		

TRAININGSPLAN	GYMNASTIK	WIEDERHOLUNG	DAUER	ANMERKUNGEN

LESEN	TITEL	VERFASSER	SEITEN

STIMMUNGSTRACKER

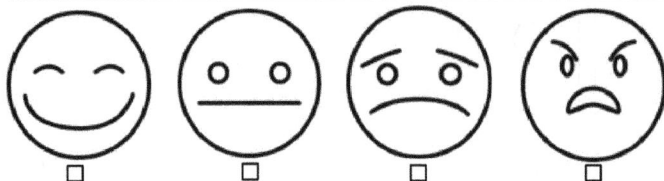

WASSEREINLAUF

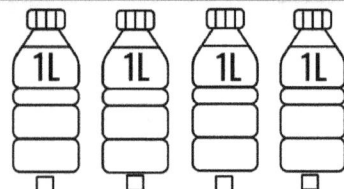

1L 1L 1L 1L

EIN AKT DER FREUNDLICHKEIT, DEN ICH HEUTE GETAN HABE:

Täglicher Zeitplan

TAG 32

TÄGLICHER ZEITPLAN

6:00   am ....
7:00   am ....
8:00 am ....
9:00 am ....
10:00 am ....
11:00 am ....
12:00 am ....
13:00 pm ....
14:00 pm ....
15:00 pm ....
16:00 pm ....
17:00 pm ....
18:00 pm ....
19:00 pm ....
20:00 pm ....
21:00 pm ....
22:00 pm ....

TÄGLICHE CHECKLISTE

○ FOLGE EINER DIÄT
○ 45 Min. TRAINING
○ 4 LITREN WASSER
○ 10 SEITEN LESEN
○ 5 Min. KALTE DUSCHE
○ KEIN ALKOHOL &
○ SCHUMMLERESSEN
  EIN AKT DER FREUNDLICHKEIT

TO DO-LISTE

○ ....
○ ....
○ ....
○ ....
○ ....
○ ....
○ ....
○ ....
○ ....
○ ....
○ ....

Bestätigungen

ERNÄHRUNGSPLAN	FRÜHSTÜCK		
	MITTAGESSEN		
	ABENDESSEN		

TRAININGSPLAN	GYMNASTIK	WIEDERHOLUNG	DAUER	ANMERKUNGEN

LESEN	TITEL	VERFASSER	SEITEN

STIMMUNGSTRACKER

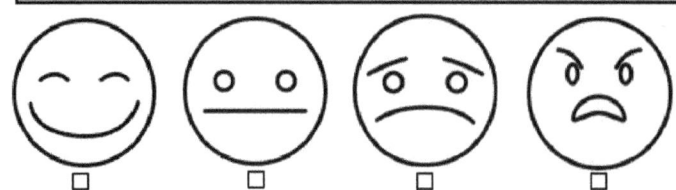

WASSEREINLAUF

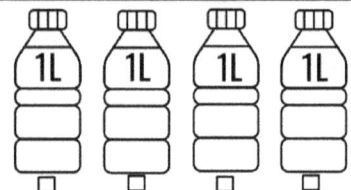

1L 1L 1L 1L

EIN AKT DER FREUNDLICHKEIT, DEN ICH HEUTE GETAN HABE:

Täglicher Zeitplan

TAG 33

TÄGLICHER ZEITPLAN

6:00   am ....

7:00   am ....

8:00 am ....

9:00 am ....

10:00 am ....

11:00 am ....

12:00 am ....

13:00 pm ....

14:00 pm ....

15:00 pm ....

16:00 pm ....

17:00 pm ....

18:00 pm ....

19:00 pm ....

20:00 pm ....

21:00 pm ....

22:00 pm ....

TÄGLICHE CHECKLISTE

○ FOLGE EINER DIÄT

○ 45 Min. TRAINING

○ 4 LITREN WASSER

○ 10 SEITEN LESEN

○ 5 Min. KALTE DUSCHE

○ KEIN ALKOHOL &

○ SCHUMMLERESSEN

EIN AKT DER FREUNDLICHKEIT

TO DO-LISTE

○ ....

○ ....

○ ....

○ ....

○ ....

○ ....

○ ....

○ ....

○ ....

○ ....

○ ....

Bestätigungen

ERNÄHRUNGSPLAN	FRÜHSTÜCK		
	MITTAGESSEN		
	ABENDESSEN		

TRAININGSPLAN	GYMNASTIK	WIEDERHOLUNG	DAUER	ANMERKUNGEN

LESEN	TITEL	VERFASSER	SEITEN

STIMMUNGSTRACKER

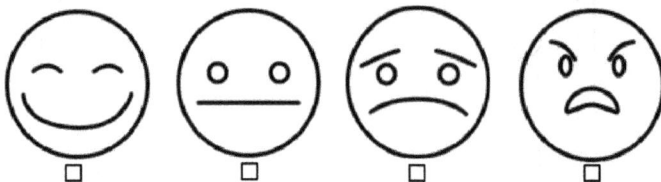

WASSEREINLAUF

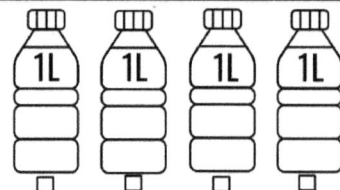

EIN AKT DER FREUNDLICHKEIT, DEN ICH HEUTE GETAN HABE:

Täglicher Zeitplan

TAG 34

TÄGLICHER ZEITPLAN

6:00   am ....
7:00   am ....
8:00 am ....
9:00 am ....
10:00 am ....
11:00 am ....
12:00 am ....
13:00 pm ....
14:00 pm ....
15:00 pm ....
16:00 pm ....
17:00 pm ....
18:00 pm ....
19:00 pm ....
20:00 pm ....
21:00 pm ....
22:00 pm ....

TÄGLICHE CHECKLISTE

○ FOLGE EINER DIÄT
○ 45 Min. TRAINING
○ 4 LITREN WASSER
○ 10 SEITEN LESEN
○ 5 Min. KALTE DUSCHE
○ KEIN ALKOHOL &
○ SCHUMMLERESSEN
   EIN AKT DER FREUNDLICHKEIT

TO DO-LISTE

○ ....
○ ....
○ ....
○ ....
○ ....
○ ....
○ ....
○ ....
○ ....
○ ....
○ ....
○ ....

Bestätigungen

ERNÄHRUNGSPLAN	FRÜHSTÜCK	
	MITTAGESSEN	
	ABENDESSEN	

TRAININGSPLAN	GYMNASTIK	WIEDERHOLUNG	DAUER	ANMERKUNGEN

LESEN	TITEL	VERFASSER	SEITEN

STIMMUNGSTRACKER

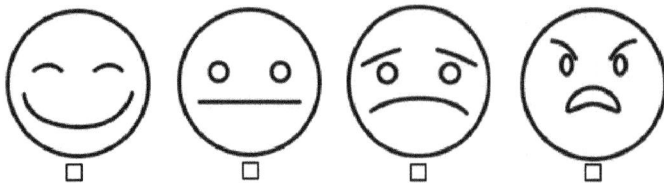

WASSEREINLAUF

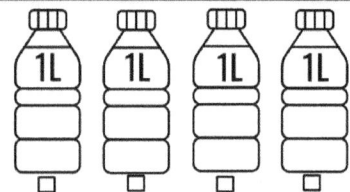

EIN AKT DER FREUNDLICHKEIT, DEN ICH HEUTE GETAN HABE:

Täglicher Zeitplan

TAG 35

TÄGLICHER ZEITPLAN

6:00 am
7:00 am
8:00 am
9:00 am
10:00 am
11:00 am
12:00 am
13:00 pm
14:00 pm
15:00 pm
16:00 pm
17:00 pm
18:00 pm
19:00 pm
20:00 pm
21:00 pm
22:00 pm

TÄGLICHE CHECKLISTE

○ FOLGE EINER DIÄT
○ 45 Min. TRAINING
○ 4 LITREN WASSER
○ 10 SEITEN LESEN
○ 5 Min. KALTE DUSCHE
○ KEIN ALKOHOL &
○ SCHUMMLERESSEN
   EIN AKT DER FREUNDLICHKEIT

TO DO-LISTE

○
○
○
○
○
○
○
○
○
○
○

Bestätigungen

ERNÄHRUNGSPLAN			
FRÜHSTÜCK			
MITTAGESSEN			
ABENDESSEN			

TRAININGSPLAN	GYMNASTIK	WIEDERHOLUNG	DAUER	ANMERKUNGEN

LESEN	TITEL	VERFASSER	SEITEN

STIMMUNGSTRACKER

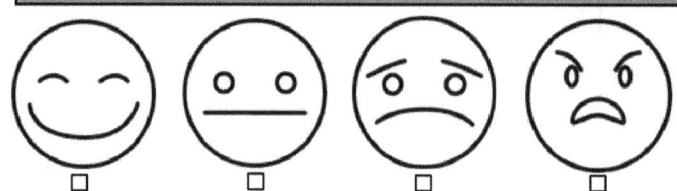

☐ ☐ ☐ ☐

WASSEREINLAUF

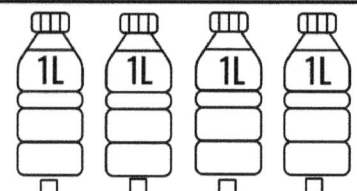

1L 1L 1L 1L
☐ ☐ ☐ ☐

EIN AKT DER FREUNDLICHKEIT, DEN ICH HEUTE GETAN HABE:

Täglicher Zeitplan

TAG 36

TÄGLICHER ZEITPLAN

6:00 am
7:00 am
8:00 am
9:00 am
10:00 am
11:00 am
12:00 am
13:00 pm
14:00 pm
15:00 pm
16:00 pm
17:00 pm
18:00 pm
19:00 pm
20:00 pm
21:00 pm
22:00 pm

TÄGLICHE CHECKLISTE

○ FOLGE EINER DIÄT
○ 45 Min. TRAINING
○ 4 LITREN WASSER
○ 10 SEITEN LESEN
○ 5 Min. KALTE DUSCHE
○ KEIN ALKOHOL &
○ SCHUMMLERESSEN
EIN AKT DER FREUNDLICHKEIT

TO DO-LISTE

○
○
○
○
○
○
○
○
○
○
○

Bestätigungen

ERNÄHRUNGSPLAN			
	FRÜHSTÜCK		
	MITTAGESSEN		
	ABENDESSEN		

TRAININGSPLAN	GYMNASTIK	WIEDERHOLUNG	DAUER	ANMERKUNGEN

LESEN	TITEL	VERFASSER	SEITEN

STIMMUNGSTRACKER

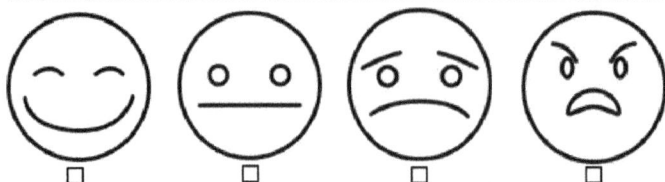

☐ ☐ ☐ ☐

WASSEREINLAUF

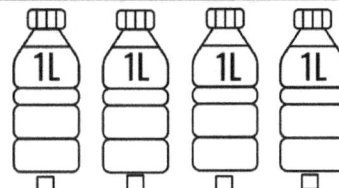

1L 1L 1L 1L
☐ ☐ ☐ ☐

EIN AKT DER FREUNDLICHKEIT, DEN ICH HEUTE GETAN HABE:

DATUM ....

Täglicher Zeitplan

TÄGLICHER ZEITPLAN

6:00 am
7:00 am
8:00 am
9:00 am
10:00 am
11:00 am
12:00 am
13:00 pm
14:00 pm
15:00 pm
16:00 pm
17:00 pm
18:00 pm
19:00 pm
20:00 pm
21:00 pm
22:00 pm

TÄGLICHE CHECKLISTE

○ FOLGE EINER DIÄT
○ 45 Min. TRAINING
○ 4 LITREN WASSER
○ 10 SEITEN LESEN
○ 5 Min. KALTE DUSCHE
○ KEIN ALKOHOL &
○ SCHUMMLERESSEN
EIN AKT DER FREUNDLICHKEIT

TO DO-LISTE

○
○
○
○
○
○
○
○
○
○
○

Bestätigungen

ERNÄHRUNGSPLAN	FRÜHSTÜCK	
	MITTAGESSEN	
	ABENDESSEN	

TRAININGSPLAN	GYMNASTIK	WIEDERHOLUNG	DAUER	ANMERKUNGEN

LESEN	TITEL	VERFASSER	SEITEN

STIMMUNGSTRACKER

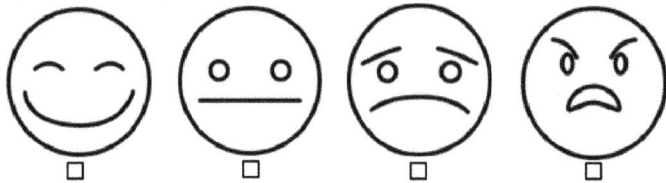

WASSEREINLAUF

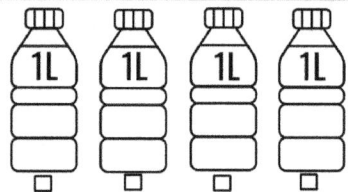

1L 1L 1L 1L

EIN AKT DER FREUNDLICHKEIT, DEN ICH HEUTE GETAN HABE:

Täglicher Zeitplan

TAG 38

TÄGLICHER ZEITPLAN

6:00   am ....
7:00   am ....
8:00 am ....
9:00 am ....
10:00 am ....
11:00 am ....
12:00 am ....
13:00 pm ....
14:00 pm ....
15:00 pm ....
16:00 pm ....
17:00 pm ....
18:00 pm ....
19:00 pm ....
20:00 pm ....
21:00 pm ....
22:00 pm ....

TÄGLICHE CHECKLISTE

○ FOLGE EINER DIÄT
○ 45 Min. TRAINING
○ 4 LITREN WASSER
○ 10 SEITEN LESEN
○ 5 Min. KALTE DUSCHE
○ KEIN ALKOHOL &
○ SCHUMMLERESSEN
  EIN AKT DER FREUNDLICHKEIT

TO DO-LISTE

○ ....
○ ....
○ ....
○ ....
○ ....
○ ....
○ ....
○ ....
○ ....
○ ....
○ ....

Bestätigungen

ERNÄHRUNGSPLAN	FRÜHSTÜCK		
	MITTAGESSEN		
	ABENDESSEN		

TRAININGSPLAN	GYMNASTIK	WIEDERHOLUNG	DAUER	ANMERKUNGEN

LESEN	TITEL	VERFASSER	SEITEN

STIMMUNGSTRACKER

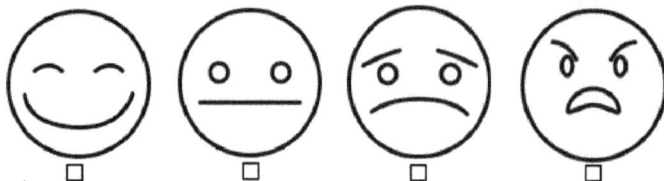

WASSEREINLAUF

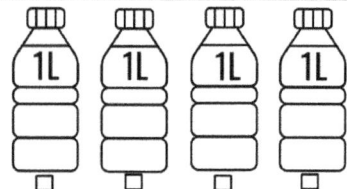

1L 1L 1L 1L

EIN AKT DER FREUNDLICHKEIT, DEN ICH HEUTE GETAN HABE:

Täglicher Zeitplan

TAG 39

TÄGLICHER ZEITPLAN

6:00 am ....
7:00 am ....
8:00 am ....
9:00 am ....
10:00 am ....
11:00 am ....
12:00 am ....
13:00 pm ....
14:00 pm ....
15:00 pm ....
16:00 pm ....
17:00 pm ....
18:00 pm ....
19:00 pm ....
20:00 pm ....
21:00 pm ....
22:00 pm ....

TÄGLICHE CHECKLISTE

○ FOLGE EINER DIÄT

○ 45 Min. TRAINING

○ 4 LITREN WASSER

○ 10 SEITEN LESEN

○ 5 Min. KALTE DUSCHE

○ KEIN ALKOHOL &

○ SCHUMMLERESSEN

EIN AKT DER FREUNDLICHKEIT

TO DO-LISTE

○ ....
○ ....
○ ....
○ ....
○ ....
○ ....
○ ....
○ ....
○ ....
○ ....
○ ....

Bestätigungen

ERNÄHRUNGSPLAN	FRÜHSTÜCK		
	MITTAGESSEN		
	ABENDESSEN		

TRAININGSPLAN	GYMNASTIK	WIEDERHOLUNG	DAUER	ANMERKUNGEN

LESEN	TITEL	VERFASSER	SEITEN

STIMMUNGSTRACKER

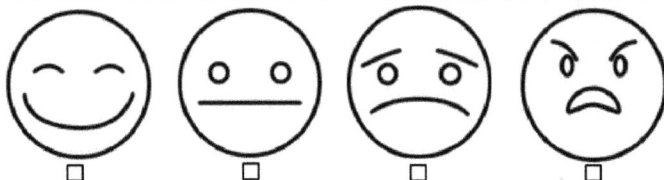

WASSEREINLAUF

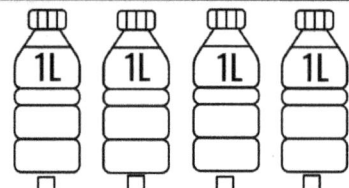

1L 1L 1L 1L

EIN AKT DER FREUNDLICHKEIT, DEN ICH HEUTE GETAN HABE:

Täglicher Zeitplan

TAG 40

TÄGLICHER ZEITPLAN

6:00   am
7:00   am
8:00 am
9:00 am
10:00 am
11:00 am
12:00 am
13:00 pm
14:00 pm
15:00 pm
16:00 pm
17:00 pm
18:00 pm
19:00 pm
20:00 pm
21:00 pm
22:00 pm

TÄGLICHE CHECKLISTE

○ FOLGE EINER DIÄT
○ 45 Min. TRAINING
○ 4 LITREN WASSER
○ 10 SEITEN LESEN
○ 5 Min. KALTE DUSCHE
○ KEIN ALKOHOL &
○ SCHUMMLERESSEN
  EIN AKT DER FREUNDLICHKEIT

TO DO-LISTE

○
○
○
○
○
○
○
○
○
○
○

Bestätigungen

ERNÄHRUNGSPLAN	FRÜHSTÜCK		
	MITTAGESSEN		
	ABENDESSEN		

TRAININGSPLAN	GYMNASTIK	WIEDERHOLUNG	DAUER	ANMERKUNGEN

LESEN	TITEL	VERFASSER	SEITEN

STIMMUNGSTRACKER

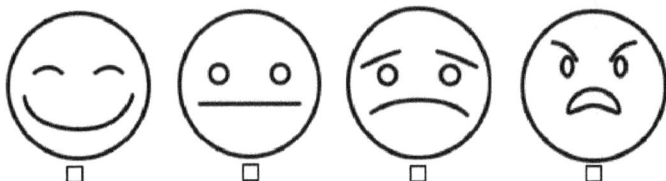

☐ ☐ ☐ ☐

WASSEREINLAUF

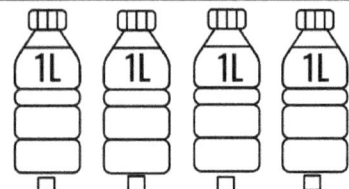

1L 1L 1L 1L
☐ ☐ ☐ ☐

EIN AKT DER FREUNDLICHKEIT, DEN ICH HEUTE GETAN HABE:

Täglicher Zeitplan

TAG 41

TÄGLICHER ZEITPLAN

6:00 am ....
7:00 am ....
8:00 am ....
9:00 am ....
10:00 am ....
11:00 am ....
12:00 am ....
13:00 pm ....
14:00 pm ....
15:00 pm ....
16:00 pm ....
17:00 pm ....
18:00 pm ....
19:00 pm ....
20:00 pm ....
21:00 pm ....
22:00 pm ....

TÄGLICHE CHECKLISTE

○ FOLGE EINER DIÄT
○ 45 Min. TRAINING
○ 4 LITREN WASSER
○ 10 SEITEN LESEN
○ 5 Min. KALTE DUSCHE
○ KEIN ALKOHOL &
○ SCHUMMLERESSEN
EIN AKT DER FREUNDLICHKEIT

TO DO-LISTE

○ ....
○ ....
○ ....
○ ....
○ ....
○ ....
○ ....
○ ....
○ ....
○ ....
○ ....

Bestätigungen

ERNÄHRUNGSPLAN		
FRÜHSTÜCK		
MITTAGESSEN		
ABENDESSEN		

TRAININGSPLAN				
GYMNASTIK		WIEDERHOLUNG	DAUER	ANMERKUNGEN

LESEN			
TITEL		VERFASSER	SEITEN

STIMMUNGSTRACKER

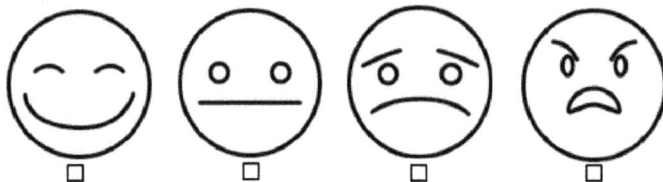

WASSEREINLAUF

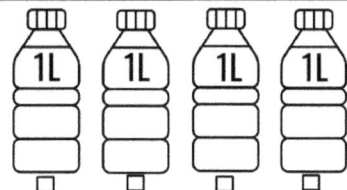

1L 1L 1L 1L

EIN AKT DER FREUNDLICHKEIT, DEN ICH HEUTE GETAN HABE:

Täglicher Zeitplan

TAG 42

TÄGLICHER ZEITPLAN

6:00 am ....
7:00 am ....
8:00 am ....
9:00 am ....
10:00 am ....
11:00 am ....
12:00 am ....
13:00 pm ....
14:00 pm ....
15:00 pm ....
16:00 pm ....
17:00 pm ....
18:00 pm ....
19:00 pm ....
20:00 pm ....
21:00 pm ....
22:00 pm ....

Bestätigungen

TÄGLICHE CHECKLISTE

- ○ FOLGE EINER DIÄT
- ○ 45 Min. TRAINING
- ○ 4 LITREN WASSER
- ○ 10 SEITEN LESEN
- ○ 5 Min. KALTE DUSCHE
- ○ KEIN ALKOHOL &
- ○ SCHUMMLERESSEN
- EIN AKT DER FREUNDLICHKEIT

TO DO-LISTE

- ○ ....
- ○ ....
- ○ ....
- ○ ....
- ○ ....
- ○ ....
- ○ ....
- ○ ....
- ○ ....
- ○ ....
- ○ ....

ERNÄHRUNGSPLAN	FRÜHSTÜCK		
	MITTAGESSEN		
	ABENDESSEN		

TRAININGSPLAN	GYMNASTIK	WIEDERHOLUNG	DAUER	ANMERKUNGEN

LESEN	TITEL	VERFASSER	SEITEN

STIMMUNGSTRACKER

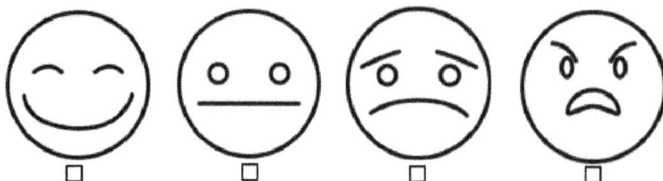

WASSEREINLAUF

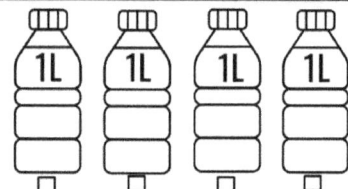

EIN AKT DER FREUNDLICHKEIT, DEN ICH HEUTE GETAN HABE:

Täglicher Zeitplan

TAG 43

TÄGLICHER ZEITPLAN

6:00   am ....
7:00   am ....
8:00 am ....
9:00 am ....
10:00 am ....
11:00 am ....
12:00 am ....
13:00 pm ....
14:00 pm ....
15:00 pm ....
16:00 pm ....
17:00 pm ....
18:00 pm ....
19:00 pm ....
20:00 pm ....
21:00 pm ....
22:00 pm ....

TÄGLICHE CHECKLISTE

○ FOLGE EINER DIÄT
○ 45 Min. TRAINING
○ 4 LITREN WASSER
○ 10 SEITEN LESEN
○ 5 Min. KALTE DUSCHE
○ KEIN ALKOHOL &
○ SCHUMMLERESSEN
  EIN AKT DER FREUNDLICHKEIT

TO DO-LISTE

○ ....
○ ....
○ ....
○ ....
○ ....
○ ....
○ ....
○ ....
○ ....
○ ....
○ ....

Bestätigungen

ERNÄHRUNGSPLAN	FRÜHSTÜCK	
	MITTAGESSEN	
	ABENDESSEN	

TRAININGSPLAN	GYMNASTIK	WIEDERHOLUNG	DAUER	ANMERKUNGEN

LESEN	TITEL	VERFASSER	SEITEN

STIMMUNGSTRACKER

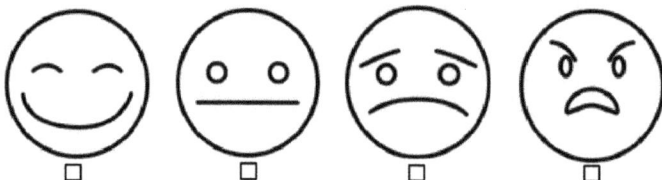

WASSEREINLAUF

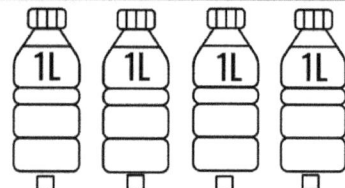

EIN AKT DER FREUNDLICHKEIT, DEN ICH HEUTE GETAN HABE:

Täglicher Zeitplan

TAG 44

TÄGLICHER ZEITPLAN

6:00　am ....
7:00　am ....
8:00 am ....
9:00 am ....
10:00 am ....
11:00 am ....
12:00 am ....
13:00 pm ....
14:00 pm ....
15:00 pm ....
16:00 pm ....
17:00 pm ....
18:00 pm ....
19:00 pm ....
20:00 pm ....
21:00 pm ....
22:00 pm ....

TÄGLICHE CHECKLISTE

○ FOLGE EINER DIÄT
○ 45 Min. TRAINING
○ 4 LITREN WASSER
○ 10 SEITEN LESEN
○ 5 Min. KALTE DUSCHE
○ KEIN ALKOHOL &
○ SCHUMMLERESSEN
　 EIN AKT DER FREUNDLICHKEIT

TO DO-LISTE

○ ....
○ ....
○ ....
○ ....
○ ....
○ ....
○ ....
○ ....
○ ....
○ ....
○ ....

Bestätigungen

ERNÄHRUNGSPLAN		
FRÜHSTÜCK		☕
MITTAGESSEN		🍴
ABENDESSEN		🕯️

TRAININGSPLAN			
GYMNASTIK	WIEDERHOLUNG	DAUER	ANMERKUNGEN

LESEN		
TITEL	VERFASSER	SEITEN

STIMMUNGSTRACKER

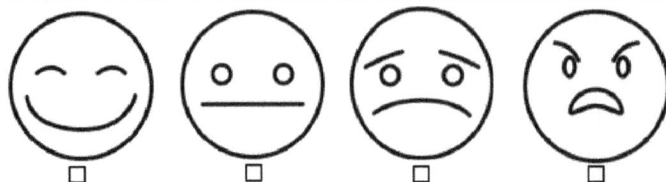

WASSEREINLAUF

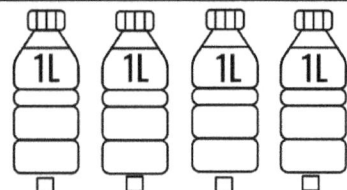

1L 1L 1L 1L

EIN AKT DER FREUNDLICHKEIT, DEN ICH HEUTE GETAN HABE:

Täglicher Zeitplan

TAG 45

TÄGLICHER ZEITPLAN

6:00 am
7:00 am
8:00 am
9:00 am
10:00 am
11:00 am
12:00 am
13:00 pm
14:00 pm
15:00 pm
16:00 pm
17:00 pm
18:00 pm
19:00 pm
20:00 pm
21:00 pm
22:00 pm

TÄGLICHE CHECKLISTE

○ FOLGE EINER DIÄT
○ 45 Min. TRAINING
○ 4 LITREN WASSER
○ 10 SEITEN LESEN
○ 5 Min. KALTE DUSCHE
○ KEIN ALKOHOL &
○ SCHUMMLERESSEN
EIN AKT DER FREUNDLICHKEIT

TO DO-LISTE

○
○
○
○
○
○
○
○
○
○
○

Bestätigungen

ERNÄHRUNGSPLAN	FRÜHSTÜCK		
	MITTAGESSEN		
	ABENDESSEN		

TRAININGSPLAN	GYMNASTIK	WIEDERHOLUNG	DAUER	ANMERKUNGEN

LESEN	TITEL	VERFASSER	SEITEN

STIMMUNGSTRACKER

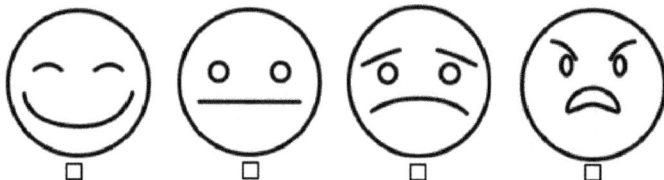

☐ ☐ ☐ ☐

WASSEREINLAUF

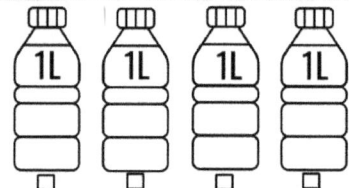

1L 1L 1L 1L
☐ ☐ ☐ ☐

EIN AKT DER FREUNDLICHKEIT, DEN ICH HEUTE GETAN HABE:

Täglicher Zeitplan

TAG 46

TÄGLICHER ZEITPLAN

6:00   am ....
7:00   am ....
8:00 am ....
9:00 am ....
10:00 am ....
11:00 am ....
12:00 am ....
13:00 pm ....
14:00 pm ....
15:00 pm ....
16:00 pm ....
17:00 pm ....
18:00 pm ....
19:00 pm ....
20:00 pm ....
21:00 pm ....
22:00 pm ....

Bestätigungen

TÄGLICHE CHECKLISTE

○ FOLGE EINER DIÄT
○ 45 Min. TRAINING
○ 4 LITREN WASSER
○ 10 SEITEN LESEN
○ 5 Min. KALTE DUSCHE
○ KEIN ALKOHOL &
○ SCHUMMLERESSEN
  EIN AKT DER FREUNDLICHKEIT

TO DO-LISTE

○ ....
○ ....
○ ....
○ ....
○ ....
○ ....
○ ....
○ ....
○ ....
○ ....
○ ....

ERNÄHRUNGSPLAN	FRÜHSTÜCK		☕
	MITTAGESSEN		🍴
	ABENDESSEN		🕯️

TRAININGSPLAN	GYMNASTIK	WIEDERHOLUNG	DAUER	ANMERKUNGEN

LESEN	TITEL	VERFASSER	SEITEN

STIMMUNGSTRACKER

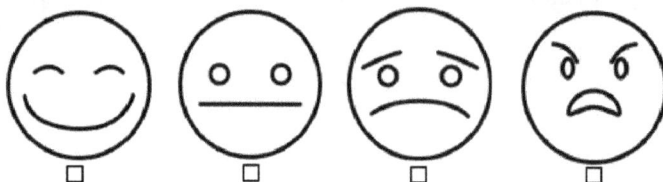

☺ ☐   😐 ☐   🙁 ☐   😠 ☐

WASSEREINLAUF

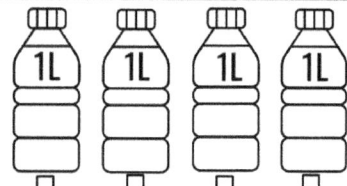

1L ☐   1L ☐   1L ☐   1L ☐

EIN AKT DER FREUNDLICHKEIT, DEN ICH HEUTE GETAN HABE:

Täglicher Zeitplan

TAG 47

TÄGLICHER ZEITPLAN

6:00 am
7:00 am
8:00 am
9:00 am
10:00 am
11:00 am
12:00 am
13:00 pm
14:00 pm
15:00 pm
16:00 pm
17:00 pm
18:00 pm
19:00 pm
20:00 pm
21:00 pm
22:00 pm

TÄGLICHE CHECKLISTE

○ FOLGE EINER DIÄT
○ 45 Min. TRAINING
○ 4 LITREN WASSER
○ 10 SEITEN LESEN
○ 5 Min. KALTE DUSCHE
○ KEIN ALKOHOL &
○ SCHUMMLERESSEN
　EIN AKT DER FREUNDLICHKEIT

TO DO-LISTE

○
○
○
○
○
○
○
○
○
○
○

Bestätigungen

ERNÄHRUNGSPLAN			
	FRÜHSTÜCK		
	MITTAGESSEN		
	ABENDESSEN		

TRAININGSPLAN	GYMNASTIK	WIEDERHOLUNG	DAUER	ANMERKUNGEN

LESEN	TITEL	VERFASSER	SEITEN

STIMMUNGSTRACKER

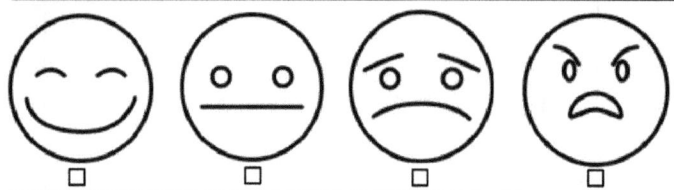

WASSEREINLAUF

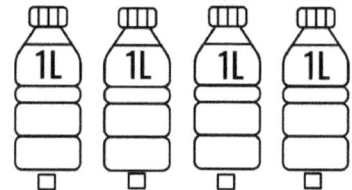

1L 1L 1L 1L

EIN AKT DER FREUNDLICHKEIT, DEN ICH HEUTE GETAN HABE:

Täglicher Zeitplan

TAG 48

TÄGLICHER ZEITPLAN

6:00 am ....
7:00 am ....
8:00 am ....
9:00 am ....
10:00 am ....
11:00 am ....
12:00 am ....
13:00 pm ....
14:00 pm ....
15:00 pm ....
16:00 pm ....
17:00 pm ....
18:00 pm ....
19:00 pm ....
20:00 pm ....
21:00 pm ....
22:00 pm ....

TÄGLICHE CHECKLISTE

○ FOLGE EINER DIÄT
○ 45 Min. TRAINING
○ 4 LITREN WASSER
○ 10 SEITEN LESEN
○ 5 Min. KALTE DUSCHE
○ KEIN ALKOHOL &
○ SCHUMMLERESSEN
  EIN AKT DER FREUNDLICHKEIT

TO DO-LISTE

○ ....
○ ....
○ ....
○ ....
○ ....
○ ....
○ ....
○ ....
○ ....
○ ....
○ ....

Bestätigungen

ERNÄHRUNGSPLAN	FRÜHSTÜCK		
	MITTAGESSEN		
	ABENDESSEN		

TRAININGSPLAN	GYMNASTIK	WIEDERHOLUNG	DAUER	ANMERKUNGEN

LESEN	TITEL	VERFASSER	SEITEN

STIMMUNGSTRACKER

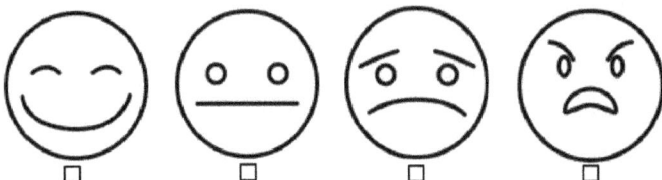

☐ ☐ ☐ ☐

WASSEREINLAUF

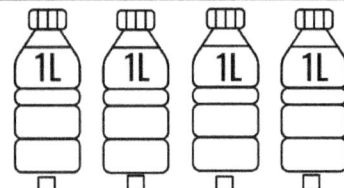

1L 1L 1L 1L
☐ ☐ ☐ ☐

EIN AKT DER FREUNDLICHKEIT, DEN ICH HEUTE GETAN HABE:

Täglicher Zeitplan

TAG 49

TÄGLICHER ZEITPLAN

6:00   am
7:00   am
8:00 am
9:00 am
10:00 am
11:00 am
12:00 am
13:00 pm
14:00 pm
15:00 pm
16:00 pm
17:00 pm
18:00 pm
19:00 pm
20:00 pm
21:00 pm
22:00 pm

TÄGLICHE CHECKLISTE

○ FOLGE EINER DIÄT

○ 45 Min. TRAINING

○ 4 LITREN WASSER

○ 10 SEITEN LESEN

○ 5 Min. KALTE DUSCHE

○ KEIN ALKOHOL &

○ SCHUMMLERESSEN

EIN AKT DER FREUNDLICHKEIT

TO DO-LISTE

○
○
○
○
○
○
○
○
○
○
○

Bestätigungen

ERNÄHRUNGSPLAN		
FRÜHSTÜCK		
MITTAGESSEN		
ABENDESSEN		

TRAININGSPLAN	GYMNASTIK	WIEDERHOLUNG	DAUER	ANMERKUNGEN

LESEN	TITEL	VERFASSER	SEITEN

STIMMUNGSTRACKER

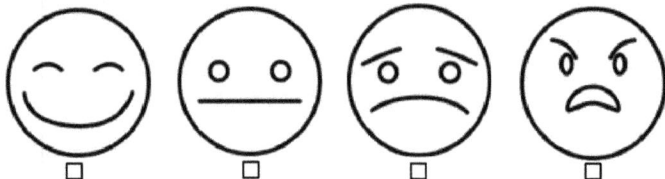

WASSEREINLAUF

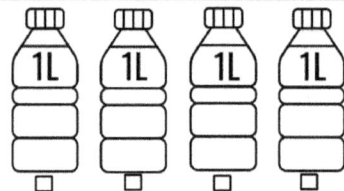

1L 1L 1L 1L

EIN AKT DER FREUNDLICHKEIT, DEN ICH HEUTE GETAN HABE:

Täglicher Zeitplan

TAG 50

TÄGLICHER ZEITPLAN

6:00 am
7:00 am
8:00 am
9:00 am
10:00 am
11:00 am
12:00 am
13:00 pm
14:00 pm
15:00 pm
16:00 pm
17:00 pm
18:00 pm
19:00 pm
20:00 pm
21:00 pm
22:00 pm

TÄGLICHE CHECKLISTE

○ FOLGE EINER DIÄT
○ 45 Min. TRAINING
○ 4 LITREN WASSER
○ 10 SEITEN LESEN
○ 5 Min. KALTE DUSCHE
○ KEIN ALKOHOL &
○ SCHUMMLERESSEN
   EIN AKT DER FREUNDLICHKEIT

TO DO-LISTE

○
○
○
○
○
○
○
○
○
○
○

Bestätigungen

ERNÄHRUNGSPLAN	FRÜHSTÜCK	
	MITTAGESSEN	
	ABENDESSEN	

GYMNASTIK	WIEDERHOLUNG	DAUER	ANMERKUNGEN

TRAININGSPLAN

TITEL	VERFASSER	SEITEN

LESEN

STIMMUNGSTRACKER

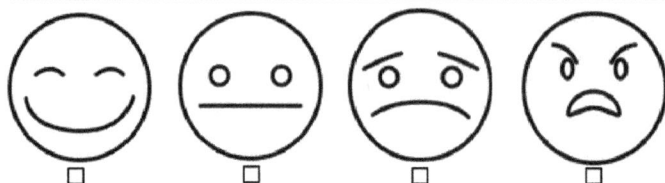

WASSEREINLAUF

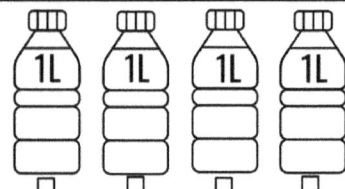

1L 1L 1L 1L

EIN AKT DER FREUNDLICHKEIT, DEN ICH HEUTE GETAN HABE:

Täglicher Zeitplan

TÄGLICHER ZEITPLAN

6:00 am
7:00 am
8:00 am
9:00 am
10:00 am
11:00 am
12:00 am
13:00 pm
14:00 pm
15:00 pm
16:00 pm
17:00 pm
18:00 pm
19:00 pm
20:00 pm
21:00 pm
22:00 pm

Bestätigungen

TÄGLICHE CHECKLISTE

○ FOLGE EINER DIÄT
○ 45 Min. TRAINING
○ 4 LITREN WASSER
○ 10 SEITEN LESEN
○ 5 Min. KALTE DUSCHE
○ KEIN ALKOHOL &
○ SCHUMMLERESSEN
EIN AKT DER FREUNDLICHKEIT

TO DO-LISTE

○
○
○
○
○
○
○
○
○
○
○

ERNÄHRUNGSPLAN	FRÜHSTÜCK		
	MITTAGESSEN		
	ABENDESSEN		

TRAININGSPLAN	GYMNASTIK	WIEDERHOLUNG	DAUER	ANMERKUNGEN

LESEN	TITEL	VERFASSER	SEITEN

STIMMUNGSTRACKER

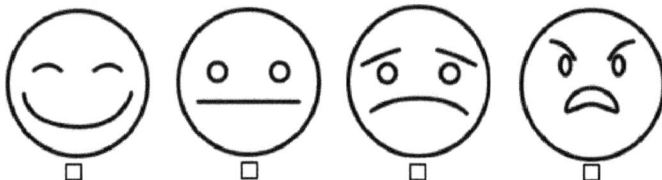

WASSEREINLAUF

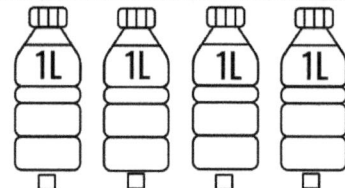

1L 1L 1L 1L

EIN AKT DER FREUNDLICHKEIT, DEN ICH HEUTE GETAN HABE:

Täglicher Zeitplan

TAG 52

TÄGLICHER ZEITPLAN

6:00 am ....
7:00 am ....
8:00 am ....
9:00 am ....
10:00 am ....
11:00 am ....
12:00 am ....
13:00 pm ....
14:00 pm ....
15:00 pm ....
16:00 pm ....
17:00 pm ....
18:00 pm ....
19:00 pm ....
20:00 pm ....
21:00 pm ....
22:00 pm ....

TÄGLICHE CHECKLISTE

○ FOLGE EINER DIÄT
○ 45 Min. TRAINING
○ 4 LITREN WASSER
○ 10 SEITEN LESEN
○ 5 Min. KALTE DUSCHE
○ KEIN ALKOHOL &
○ SCHUMMLERESSEN
  EIN AKT DER FREUNDLICHKEIT

TO DO-LISTE

○ ....
○ ....
○ ....
○ ....
○ ....
○ ....
○ ....
○ ....
○ ....
○ ....
○ ....

Bestätigungen

ERNÄHRUNGSPLAN	FRÜHSTÜCK		
	MITTAGESSEN		
	ABENDESSEN		

TRAININGSPLAN	GYMNASTIK	WIEDERHOLUNG	DAUER	ANMERKUNGEN

LESEN	TITEL	VERFASSER	SEITEN

STIMMUNGSTRACKER

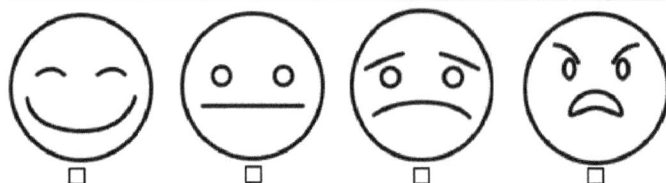

WASSEREINLAUF

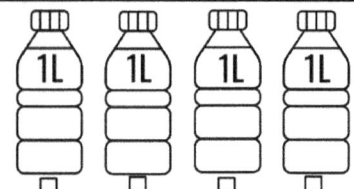

1L 1L 1L 1L

EIN AKT DER FREUNDLICHKEIT, DEN ICH HEUTE GETAN HABE:

Täglicher Zeitplan

TAG 53

TÄGLICHER ZEITPLAN

6:00   am ....
7:00   am ....
8:00 am ....
9:00 am ....
10:00 am ....
11:00 am ....
12:00 am ....
13:00 pm ....
14:00 pm ....
15:00 pm ....
16:00 pm ....
17:00 pm ....
18:00 pm ....
19:00 pm ....
20:00 pm ....
21:00 pm ....
22:00 pm ....

TÄGLICHE CHECKLISTE

- ○ FOLGE EINER DIÄT
- ○ 45 Min. TRAINING
- ○ 4 LITREN WASSER
- ○ 10 SEITEN LESEN
- ○ 5 Min. KALTE DUSCHE
- ○ KEIN ALKOHOL &
- ○ SCHUMMLERESSEN
- EIN AKT DER FREUNDLICHKEIT

TO DO-LISTE

- ○ ....
- ○ ....
- ○ ....
- ○ ....
- ○ ....
- ○ ....
- ○ ....
- ○ ....
- ○ ....
- ○ ....
- ○ ....

Bestätigungen

ERNÄHRUNGSPLAN	FRÜHSTÜCK	
	MITTAGESSEN	
	ABENDESSEN	

TRAININGSPLAN	GYMNASTIK	WIEDERHOLUNG	DAUER	ANMERKUNGEN

LESEN	TITEL	VERFASSER	SEITEN

STIMMUNGSTRACKER

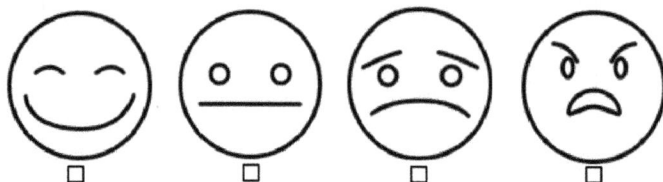

WASSEREINLAUF

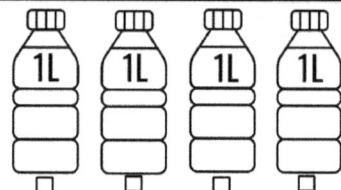

EIN AKT DER FREUNDLICHKEIT, DEN ICH HEUTE GETAN HABE:

Täglicher Zeitplan

TAG 54

TÄGLICHER ZEITPLAN

6:00 am ....
7:00 am ....
8:00 am ....
9:00 am ....
10:00 am ....
11:00 am ....
12:00 am ....
13:00 pm ....
14:00 pm ....
15:00 pm ....
16:00 pm ....
17:00 pm ....
18:00 pm ....
19:00 pm ....
20:00 pm ....
21:00 pm ....
22:00 pm ....

TÄGLICHE CHECKLISTE

○ FOLGE EINER DIÄT
○ 45 Min. TRAINING
○ 4 LITREN WASSER
○ 10 SEITEN LESEN
○ 5 Min. KALTE DUSCHE
○ KEIN ALKOHOL &
○ SCHUMMLERESSEN
EIN AKT DER FREUNDLICHKEIT

TO DO-LISTE

○ ....
○ ....
○ ....
○ ....
○ ....
○ ....
○ ....
○ ....
○ ....
○ ....
○ ....

Bestätigungen

ERNÄHRUNGSPLAN	FRÜHSTÜCK		
	MITTAGESSEN		
	ABENDESSEN		

TRAININGSPLAN	GYMNASTIK	WIEDERHOLUNG	DAUER	ANMERKUNGEN

LESEN	TITEL	VERFASSER	SEITEN

STIMMUNGSTRACKER

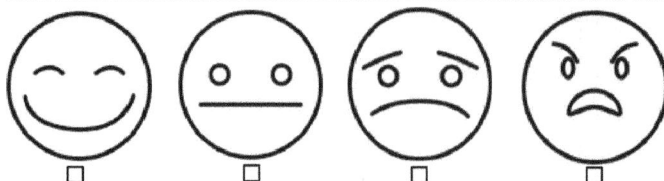

WASSEREINLAUF

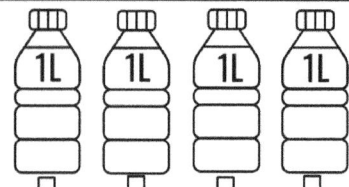

1L 1L 1L 1L

EIN AKT DER FREUNDLICHKEIT, DEN ICH HEUTE GETAN HABE:

Täglicher Zeitplan

TAG 55

TÄGLICHER ZEITPLAN

6:00 am ....

7:00 am ....

8:00 am ....

9:00 am ....

10:00 am ....

11:00 am ....

12:00 am ....

13:00 pm ....

14:00 pm ....

15:00 pm ....

16:00 pm ....

17:00 pm ....

18:00 pm ....

19:00 pm ....

20:00 pm ....

21:00 pm ....

22:00 pm ....

TÄGLICHE CHECKLISTE

○ FOLGE EINER DIÄT

○ 45 Min. TRAINING

○ 4 LITREN WASSER

○ 10 SEITEN LESEN

○ 5 Min. KALTE DUSCHE

○ KEIN ALKOHOL &

○ SCHUMMLERESSEN

EIN AKT DER FREUNDLICHKEIT

TO DO-LISTE

○ ....

○ ....

○ ....

○ ....

○ ....

○ ....

○ ....

○ ....

○ ....

○ ....

○ ....

Bestätigungen

ERNÄHRUNGSPLAN		
FRÜHSTÜCK		
MITTAGESSEN		
ABENDESSEN		

GYMNASTIK	WIEDERHOLUNG	DAUER	ANMERKUNGEN

TRAININGSPLAN

TITEL	VERFASSER	SEITEN

LESEN

STIMMUNGSTRACKER

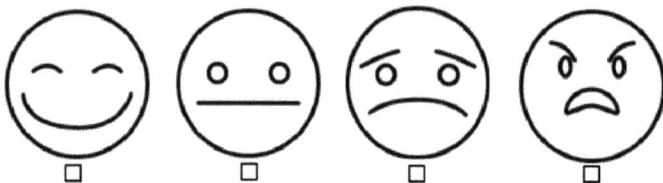

☺ ☐ ☺ ☐ ☹ ☐ 😠 ☐

WASSEREINLAUF

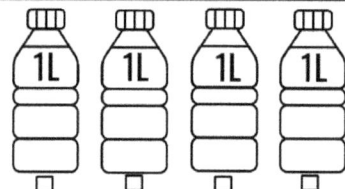

1L ☐ 1L ☐ 1L ☐ 1L ☐

EIN AKT DER FREUNDLICHKEIT, DEN ICH HEUTE GETAN HABE:

Täglicher Zeitplan

TAG 56

TÄGLICHER ZEITPLAN

6:00 am ....
7:00 am ....
8:00 am ....
9:00 am ....
10:00 am ....
11:00 am ....
12:00 am ....
13:00 pm ....
14:00 pm ....
15:00 pm ....
16:00 pm ....
17:00 pm ....
18:00 pm ....
19:00 pm ....
20:00 pm ....
21:00 pm ....
22:00 pm ....

TÄGLICHE CHECKLISTE

○ FOLGE EINER DIÄT
○ 45 Min. TRAINING
○ 4 LITREN WASSER
○ 10 SEITEN LESEN
○ 5 Min. KALTE DUSCHE
○ KEIN ALKOHOL &
○ SCHUMMLERESSEN
  EIN AKT DER FREUNDLICHKEIT

TO DO-LISTE

○ ....
○ ....
○ ....
○ ....
○ ....
○ ....
○ ....
○ ....
○ ....
○ ....
○ ....

Bestätigungen

ERNÄHRUNGSPLAN	FRÜHSTÜCK		
	MITTAGESSEN		
	ABENDESSEN		

TRAININGSPLAN	GYMNASTIK	WIEDERHOLUNG	DAUER	ANMERKUNGEN

LESEN	TITEL	VERFASSER	SEITEN

STIMMUNGSTRACKER

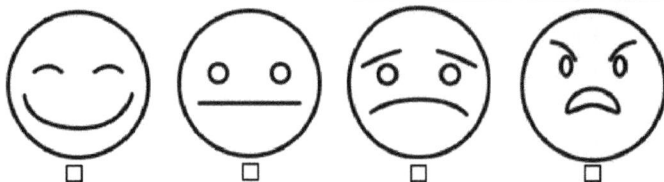

WASSEREINLAUF

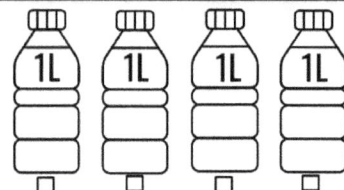

1L 1L 1L 1L

EIN AKT DER FREUNDLICHKEIT, DEN ICH HEUTE GETAN HABE:

Täglicher Zeitplan

TAG 57

TÄGLICHER ZEITPLAN

6:00 am ....
7:00 am ....
8:00 am ....
9:00 am ....
10:00 am ....
11:00 am ....
12:00 am ....
13:00 pm ....
14:00 pm ....
15:00 pm ....
16:00 pm ....
17:00 pm ....
18:00 pm ....
19:00 pm ....
20:00 pm ....
21:00 pm ....
22:00 pm ....

TÄGLICHE CHECKLISTE

○ FOLGE EINER DIÄT
○ 45 Min. TRAINING
○ 4 LITREN WASSER
○ 10 SEITEN LESEN
○ 5 Min. KALTE DUSCHE
○ KEIN ALKOHOL &
○ SCHUMMLERESSEN
EIN AKT DER FREUNDLICHKEIT

TO DO-LISTE

○ ....
○ ....
○ ....
○ ....
○ ....
○ ....
○ ....
○ ....
○ ....
○ ....
○ ....

Bestätigungen

ERNÄHRUNGSPLAN	FRÜHSTÜCK	
	MITTAGESSEN	
	ABENDESSEN	

TRAININGSPLAN	GYMNASTIK	WIEDERHOLUNG	DAUER	ANMERKUNGEN

LESEN	TITEL	VERFASSER	SEITEN

STIMMUNGSTRACKER

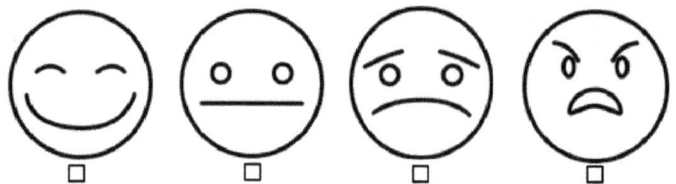

WASSEREINLAUF

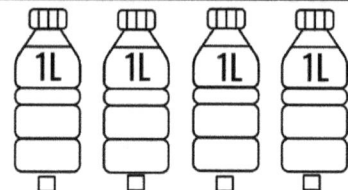

1L 1L 1L 1L

EIN AKT DER FREUNDLICHKEIT, DEN ICH HEUTE GETAN HABE:

Täglicher Zeitplan

TAG 58

TÄGLICHER ZEITPLAN

6:00   am

7:00   am

8:00 am

9:00 am

10:00 am

11:00 am

12:00 am

13:00 pm

14:00 pm

15:00 pm

16:00 pm

17:00 pm

18:00 pm

19:00 pm

20:00 pm

21:00 pm

22:00 pm

TÄGLICHE CHECKLISTE

○ FOLGE EINER DIÄT

○ 45 Min. TRAINING

○ 4 LITREN WASSER

○ 10 SEITEN LESEN

○ 5 Min. KALTE DUSCHE

○ KEIN ALKOHOL &

○ SCHUMMLERESSEN

EIN AKT DER FREUNDLICHKEIT

TO DO-LISTE

○

○

○

○

○

○

○

○

○

○

○

Bestätigungen

ERNÄHRUNGSPLAN	FRÜHSTÜCK		☕
	MITTAGESSEN		🍴
	ABENDESSEN		🕯

TRAININGSPLAN	GYMNASTIK	WIEDERHOLUNG	DAUER	ANMERKUNGEN

LESEN	TITEL	VERFASSER	SEITEN

STIMMUNGSTRACKER

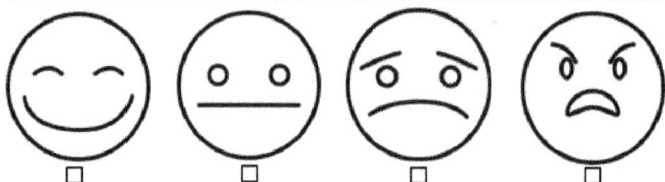

WASSEREINLAUF

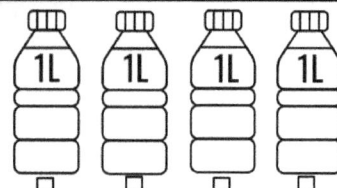

1L 1L 1L 1L

EIN AKT DER FREUNDLICHKEIT, DEN ICH HEUTE GETAN HABE:

Täglicher Zeitplan

TAG 59

TÄGLICHER ZEITPLAN

6:00 am ....
7:00 am ....
8:00 am ....
9:00 am ....
10:00 am ....
11:00 am ....
12:00 am ....
13:00 pm ....
14:00 pm ....
15:00 pm ....
16:00 pm ....
17:00 pm ....
18:00 pm ....
19:00 pm ....
20:00 pm ....
21:00 pm ....
22:00 pm ....

TÄGLICHE CHECKLISTE

○ FOLGE EINER DIÄT
○ 45 Min. TRAINING
○ 4 LITREN WASSER
○ 10 SEITEN LESEN
○ 5 Min. KALTE DUSCHE
○ KEIN ALKOHOL &
○ SCHUMMLERESSEN
EIN AKT DER FREUNDLICHKEIT

TO DO-LISTE

○ ....
○ ....
○ ....
○ ....
○ ....
○ ....
○ ....
○ ....
○ ....
○ ....
○ ....

Bestätigungen

ERNÄHRUNGSPLAN		
FRÜHSTÜCK		
MITTAGESSEN		
ABENDESSEN		

TRAININGSPLAN	GYMNASTIK	WIEDERHOLUNG	DAUER	ANMERKUNGEN

LESEN	TITEL	VERFASSER	SEITEN

STIMMUNGSTRACKER

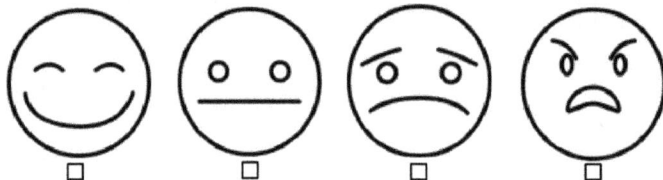

WASSEREINLAUF

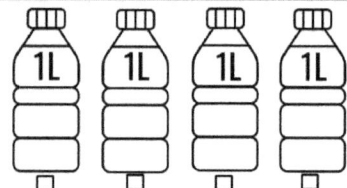

1L 1L 1L 1L

EIN AKT DER FREUNDLICHKEIT, DEN ICH HEUTE GETAN HABE:

Täglicher Zeitplan

DATUM _____

TÄGLICHER ZEITPLAN

6:00 am ....
7:00 am ....
8:00 am ....
9:00 am ....
10:00 am ....
11:00 am ....
12:00 am ....
13:00 pm ....
14:00 pm ....
15:00 pm ....
16:00 pm ....
17:00 pm ....
18:00 pm ....
19:00 pm ....
20:00 pm ....
21:00 pm ....
22:00 pm ....

TÄGLICHE CHECKLISTE

○ FOLGE EINER DIÄT
○ 45 Min. TRAINING
○ 4 LITREN WASSER
○ 10 SEITEN LESEN
○ 5 Min. KALTE DUSCHE
○ KEIN ALKOHOL &
○ SCHUMMLERESSEN
  EIN AKT DER FREUNDLICHKEIT

TO DO-LISTE

○ ....
○ ....
○ ....
○ ....
○ ....
○ ....
○ ....
○ ....
○ ....
○ ....
○ ....

Bestätigungen

ERNÄHRUNGSPLAN	FRÜHSTÜCK		☕
	MITTAGESSEN		🍴
	ABENDESSEN		

TRAININGSPLAN	GYMNASTIK	WIEDERHOLUNG	DAUER	ANMERKUNGEN

LESEN	TITEL	VERFASSER	SEITEN

STIMMUNGSTRACKER

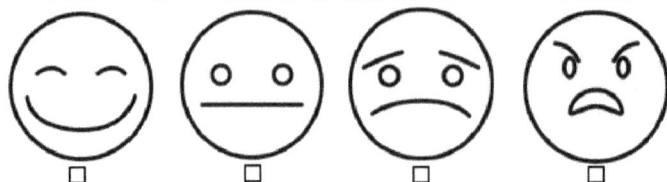

😊 ☐ 😐 ☐ 🙁 ☐ 😠 ☐

WASSEREINLAUF

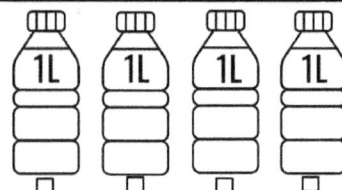

1L ☐   1L ☐   1L ☐   1L ☐

EIN AKT DER FREUNDLICHKEIT, DEN ICH HEUTE GETAN HABE:

Täglicher Zeitplan

TÄGLICHER ZEITPLAN

6:00   am
7:00   am
8:00 am
9:00 am
10:00 am
11:00 am
12:00 am
13:00 pm
14:00 pm
15:00 pm
16:00 pm
17:00 pm
18:00 pm
19:00 pm
20:00 pm
21:00 pm
22:00 pm

TÄGLICHE CHECKLISTE

○ FOLGE EINER DIÄT
○ 45 Min. TRAINING
○ 4 LITREN WASSER
○ 10 SEITEN LESEN
○ 5 Min. KALTE DUSCHE
○ KEIN ALKOHOL &
○ SCHUMMLERESSEN
EIN AKT DER FREUNDLICHKEIT

TO DO-LISTE

○
○
○
○
○
○
○
○
○
○
○

Bestätigungen

ERNÄHRUNGSPLAN	FRÜHSTÜCK	
	MITTAGESSEN	
	ABENDESSEN	

TRAININGSPLAN	GYMNASTIK	WIEDERHOLUNG	DAUER	ANMERKUNGEN

LESEN	TITEL	VERFASSER	SEITEN

STIMMUNGSTRACKER

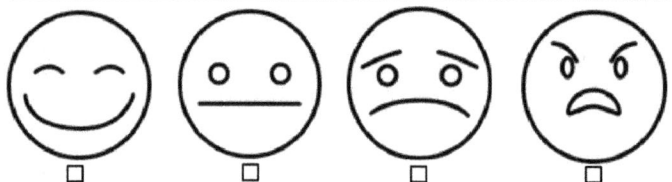

☐ ☐ ☐ ☐

WASSEREINLAUF

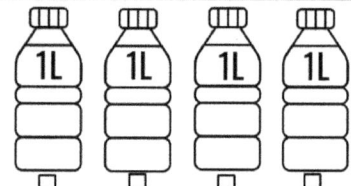

1L ☐ 1L ☐ 1L ☐ 1L ☐

EIN AKT DER FREUNDLICHKEIT, DEN ICH HEUTE GETAN HABE:

Täglicher Zeitplan

TAG 62

TÄGLICHER ZEITPLAN

6:00 am ....

7:00 am ....

8:00 am ....

9:00 am ....

10:00 am ....

11:00 am ....

12:00 am ....

13:00 pm ....

14:00 pm ....

15:00 pm ....

16:00 pm ....

17:00 pm ....

18:00 pm ....

19:00 pm ....

20:00 pm ....

21:00 pm ....

22:00 pm ....

TÄGLICHE CHECKLISTE

○ FOLGE EINER DIÄT

○ 45 Min. TRAINING

○ 4 LITREN WASSER

○ 10 SEITEN LESEN

○ 5 Min. KALTE DUSCHE

○ KEIN ALKOHOL &

○ SCHUMMLERESSEN

EIN AKT DER FREUNDLICHKEIT

TO DO-LISTE

○ ....

○ ....

○ ....

○ ....

○ ....

○ ....

○ ....

○ ....

○ ....

○ ....

○ ....

Bestätigungen

ERNÄHRUNGSPLAN	FRÜHSTÜCK		
	MITTAGESSEN		
	ABENDESSEN		

TRAININGSPLAN	GYMNASTIK	WIEDERHOLUNG	DAUER	ANMERKUNGEN

LESEN	TITEL	VERFASSER	SEITEN

STIMMUNGSTRACKER

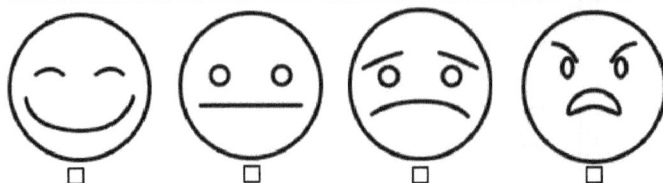

WASSEREINLAUF

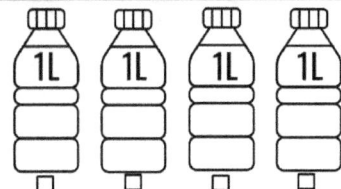

EIN AKT DER FREUNDLICHKEIT, DEN ICH HEUTE GETAN HABE:

Täglicher Zeitplan

TAG 63

TÄGLICHER ZEITPLAN

6:00   am ....
7:00   am ....
8:00 am ....
9:00 am ....
10:00 am ....
11:00 am ....
12:00 am ....
13:00 pm ....
14:00 pm ....
15:00 pm ....
16:00 pm ....
17:00 pm ....
18:00 pm ....
19:00 pm ....
20:00 pm ....
21:00 pm ....
22:00 pm ....
....

TÄGLICHE CHECKLISTE

○ FOLGE EINER DIÄT
○ 45 Min. TRAINING
○ 4 LITREN WASSER
○ 10 SEITEN LESEN
○ 5 Min. KALTE DUSCHE
○ KEIN ALKOHOL &
○ SCHUMMLERESSEN
EIN AKT DER FREUNDLICHKEIT

TO DO-LISTE

○ ....
○ ....
○ ....
○ ....
○ ....
○ ....
○ ....
○ ....
○ ....
○ ....
○ ....

Bestätigungen

ERNÄHRUNGSPLAN		
FRÜHSTÜCK		
MITTAGESSEN		
ABENDESSEN		

TRAININGSPLAN			
GYMNASTIK	WIEDERHOLUNG	DAUER	ANMERKUNGEN

LESEN		
TITEL	VERFASSER	SEITEN

STIMMUNGSTRACKER

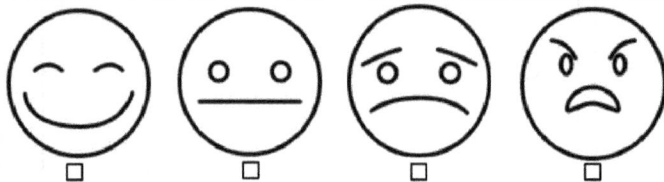

WASSEREINLAUF

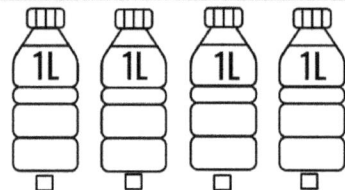

1L 1L 1L 1L

EIN AKT DER FREUNDLICHKEIT, DEN ICH HEUTE GETAN HABE:

Täglicher Zeitplan

TAG 64

TÄGLICHER ZEITPLAN

6:00 am ....
7:00 am ....
8:00 am ....
9:00 am ....
10:00 am ....
11:00 am ....
12:00 am ....
13:00 pm ....
14:00 pm ....
15:00 pm ....
16:00 pm ....
17:00 pm ....
18:00 pm ....
19:00 pm ....
20:00 pm ....
21:00 pm ....
22:00 pm ....

TÄGLICHE CHECKLISTE

○ FOLGE EINER DIÄT
○ 45 Min. TRAINING
○ 4 LITREN WASSER
○ 10 SEITEN LESEN
○ 5 Min. KALTE DUSCHE
○ KEIN ALKOHOL &
○ SCHUMMLERESSEN
  EIN AKT DER FREUNDLICHKEIT

TO DO-LISTE

○ ....
○ ....
○ ....
○ ....
○ ....
○ ....
○ ....
○ ....
○ ....
○ ....
○ ....

Bestätigungen

....
....
....
....
....

ERNÄHRUNGSPLAN	FRÜHSTÜCK		
	MITTAGESSEN		
	ABENDESSEN		

TRAININGSPLAN	GYMNASTIK	WIEDERHOLUNG	DAUER	ANMERKUNGEN

LESEN	TITEL	VERFASSER	SEITEN

STIMMUNGSTRACKER

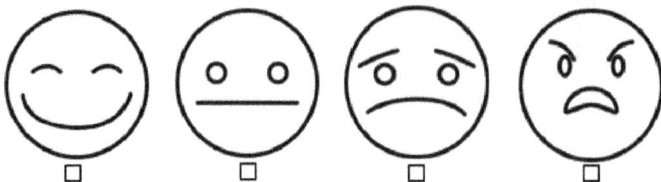

☐ ☐ ☐ ☐

WASSEREINLAUF

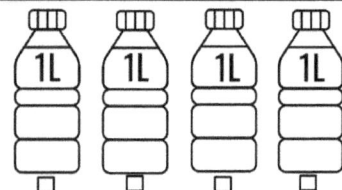

1L 1L 1L 1L
☐ ☐ ☐ ☐

EIN AKT DER FREUNDLICHKEIT, DEN ICH HEUTE GETAN HABE:

Täglicher Zeitplan

TAG 65

TÄGLICHER ZEITPLAN

6:00 am
7:00 am
8:00 am
9:00 am
10:00 am
11:00 am
12:00 am
13:00 pm
14:00 pm
15:00 pm
16:00 pm
17:00 pm
18:00 pm
19:00 pm
20:00 pm
21:00 pm
22:00 pm

TÄGLICHE CHECKLISTE

○ FOLGE EINER DIÄT
○ 45 Min. TRAINING
○ 4 LITREN WASSER
○ 10 SEITEN LESEN
○ 5 Min. KALTE DUSCHE
○ KEIN ALKOHOL &
○ SCHUMMLERESSEN
  EIN AKT DER FREUNDLICHKEIT

TO DO-LISTE

○
○
○
○
○
○
○
○
○
○
○

Bestätigungen

ERNÄHRUNGSPLAN		
FRÜHSTÜCK		
MITTAGESSEN		
ABENDESSEN		

TRAININGSPLAN			
GYMNASTIK	WIEDERHOLUNG	DAUER	ANMERKUNGEN

LESEN		
TITEL	VERFASSER	SEITEN

STIMMUNGSTRACKER

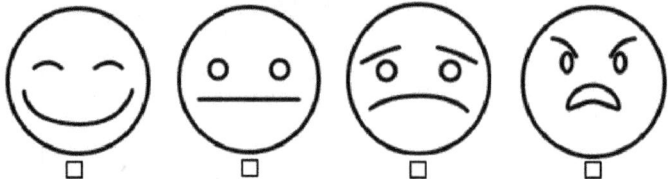

WASSEREINLAUF

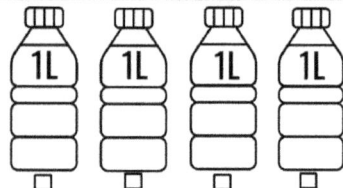

1L 1L 1L 1L

EIN AKT DER FREUNDLICHKEIT, DEN ICH HEUTE GETAN HABE:

Täglicher Zeitplan

TAG 66

TÄGLICHER ZEITPLAN

6:00 am ....
7:00 am ....
8:00 am ....
9:00 am ....
10:00 am ....
11:00 am ....
12:00 am ....
13:00 pm ....
14:00 pm ....
15:00 pm ....
16:00 pm ....
17:00 pm ....
18:00 pm ....
19:00 pm ....
20:00 pm ....
21:00 pm ....
22:00 pm ....

TÄGLICHE CHECKLISTE

○ FOLGE EINER DIÄT
○ 45 Min. TRAINING
○ 4 LITREN WASSER
○ 10 SEITEN LESEN
○ 5 Min. KALTE DUSCHE
○ KEIN ALKOHOL &
○ SCHUMMLERESSEN
EIN AKT DER FREUNDLICHKEIT

TO DO-LISTE

○ ....
○ ....
○ ....
○ ....
○ ....
○ ....
○ ....
○ ....
○ ....
○ ....
○ ....

Bestätigungen

ERNÄHRUNGSPLAN	FRÜHSTÜCK		
	MITTAGESSEN		
	ABENDESSEN		

TRAININGSPLAN	GYMNASTIK	WIEDERHOLUNG	DAUER	ANMERKUNGEN

LESEN	TITEL	VERFASSER	SEITEN

STIMMUNGSTRACKER

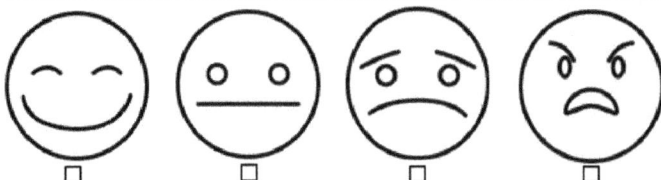

☐ ☐ ☐ ☐

WASSEREINLAUF

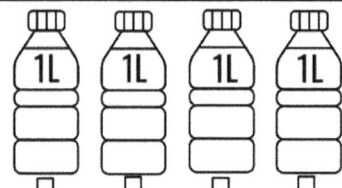

1L 1L 1L 1L
☐ ☐ ☐ ☐

EIN AKT DER FREUNDLICHKEIT, DEN ICH HEUTE GETAN HABE:

Täglicher Zeitplan

TÄGLICHER ZEITPLAN

6:00 am ....
7:00 am ....
8:00 am ....
9:00 am ....
10:00 am ....
11:00 am ....
12:00 am ....
13:00 pm ....
14:00 pm ....
15:00 pm ....
16:00 pm ....
17:00 pm ....
18:00 pm ....
19:00 pm ....
20:00 pm ....
21:00 pm ....
22:00 pm ....

TÄGLICHE CHECKLISTE

○ FOLGE EINER DIÄT
○ 45 Min. TRAINING
○ 4 LITREN WASSER
○ 10 SEITEN LESEN
○ 5 Min. KALTE DUSCHE
○ KEIN ALKOHOL &
○ SCHUMMLERESSEN
EIN AKT DER FREUNDLICHKEIT

TO DO-LISTE

○ ....
○ ....
○ ....
○ ....
○ ....
○ ....
○ ....
○ ....
○ ....
○ ....
○ ....

Bestätigungen

ERNÄHRUNGSPLAN			
FRÜHSTÜCK			
MITTAGESSEN			
ABENDESSEN			

TRAININGSPLAN	GYMNASTIK	WIEDERHOLUNG	DAUER	ANMERKUNGEN

LESEN	TITEL	VERFASSER	SEITEN

STIMMUNGSTRACKER

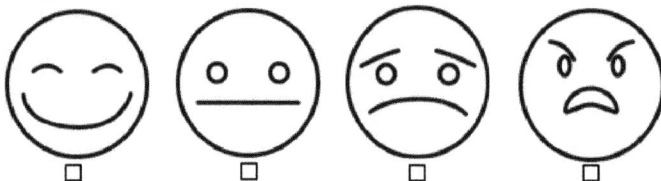

WASSEREINLAUF

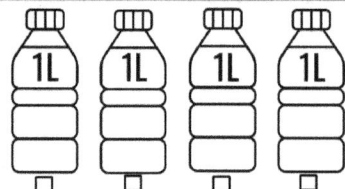

1L 1L 1L 1L

EIN AKT DER FREUNDLICHKEIT, DEN ICH HEUTE GETAN HABE:

Täglicher Zeitplan

TAG 68

TÄGLICHER ZEITPLAN

6:00 am ....
7:00 am ....
8:00 am ....
9:00 am ....
10:00 am ....
11:00 am ....
12:00 am ....
13:00 pm ....
14:00 pm ....
15:00 pm ....
16:00 pm ....
17:00 pm ....
18:00 pm ....
19:00 pm ....
20:00 pm ....
21:00 pm ....
22:00 pm ....

TÄGLICHE CHECKLISTE

○ FOLGE EINER DIÄT
○ 45 Min. TRAINING
○ 4 LITREN WASSER
○ 10 SEITEN LESEN
○ 5 Min. KALTE DUSCHE
○ KEIN ALKOHOL &
○ SCHUMMLERESSEN
   EIN AKT DER FREUNDLICHKEIT

TO DO-LISTE

○ ....
○ ....
○ ....
○ ....
○ ....
○ ....
○ ....
○ ....
○ ....
○ ....
○ ....

Bestätigungen

ERNÄHRUNGSPLAN	FRÜHSTÜCK		
	MITTAGESSEN		
	ABENDESSEN		

TRAININGSPLAN	GYMNASTIK	WIEDERHOLUNG	DAUER	ANMERKUNGEN

LESEN	TITEL	VERFASSER	SEITEN

STIMMUNGSTRACKER

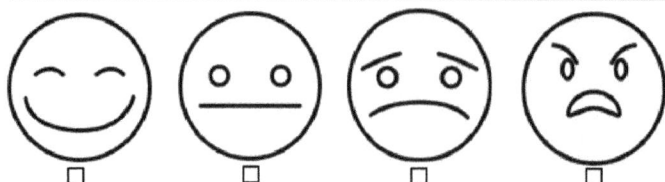

☐ ☐ ☐ ☐

WASSEREINLAUF

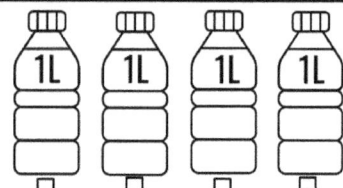

1L 1L 1L 1L
☐ ☐ ☐ ☐

EIN AKT DER FREUNDLICHKEIT, DEN ICH HEUTE GETAN HABE:

Täglicher Zeitplan

TAG 69

TÄGLICHER ZEITPLAN

6:00   am ....

7:00   am ....

8:00 am ....

9:00 am ....

10:00 am ....

11:00 am ....

12:00 am ....

13:00 pm ....

14:00 pm ....

15:00 pm ....

16:00 pm ....

17:00 pm ....

18:00 pm ....

19:00 pm ....

20:00 pm ....

21:00 pm ....

22:00 pm ....

TÄGLICHE CHECKLISTE

○ FOLGE EINER DIÄT

○ 45 Min. TRAINING

○ 4 LITREN WASSER

○ 10 SEITEN LESEN

○ 5 Min. KALTE DUSCHE

○ KEIN ALKOHOL &

○ SCHUMMLERESSEN

EIN AKT DER FREUNDLICHKEIT

TO DO-LISTE

○ ....

○ ....

○ ....

○ ....

○ ....

○ ....

○ ....

○ ....

○ ....

○ ....

○ ....

Bestätigungen

ERNÄHRUNGSPLAN	FRÜHSTÜCK	
	MITTAGESSEN	
	ABENDESSEN	

TRAININGSPLAN	GYMNASTIK	WIEDERHOLUNG	DAUER	ANMERKUNGEN

LESEN	TITEL	VERFASSER	SEITEN

STIMMUNGSTRACKER

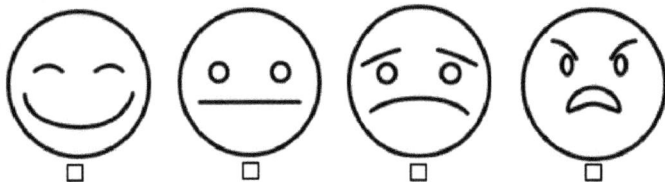

WASSEREINLAUF

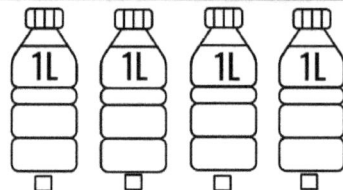

1L 1L 1L 1L

EIN AKT DER FREUNDLICHKEIT, DEN ICH HEUTE GETAN HABE:

Täglicher Zeitplan

DATUM ....

TÄGLICHER ZEITPLAN

6:00 am
7:00 am
8:00 am
9:00 am
10:00 am
11:00 am
12:00 am
13:00 pm
14:00 pm
15:00 pm
16:00 pm
17:00 pm
18:00 pm
19:00 pm
20:00 pm
21:00 pm
22:00 pm

TÄGLICHE CHECKLISTE

○ FOLGE EINER DIÄT
○ 45 Min. TRAINING
○ 4 LITREN WASSER
○ 10 SEITEN LESEN
○ 5 Min. KALTE DUSCHE
○ KEIN ALKOHOL &
○ SCHUMMLERESSEN
   EIN AKT DER FREUNDLICHKEIT

TO DO-LISTE

○
○
○
○
○
○
○
○
○
○
○

Bestätigungen

ERNÄHRUNGSPLAN	FRÜHSTÜCK		
	MITTAGESSEN		
	ABENDESSEN		

TRAININGSPLAN	GYMNASTIK	WIEDERHOLUNG	DAUER	ANMERKUNGEN

LESEN	TITEL	VERFASSER	SEITEN

STIMMUNGSTRACKER

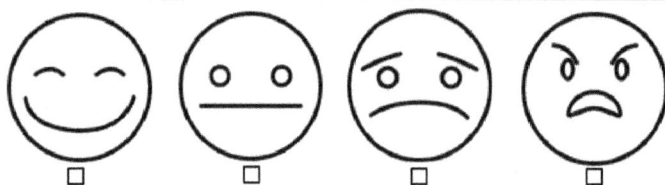

WASSEREINLAUF

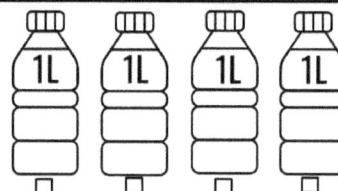

| 1L | 1L | 1L | 1L |

EIN AKT DER FREUNDLICHKEIT, DEN ICH HEUTE GETAN HABE:

Täglicher Zeitplan

TAG 71

TÄGLICHER ZEITPLAN

6:00   am ....
7:00   am ....
8:00 am ....
9:00 am ....
10:00 am ....
11:00 am ....
12:00 am ....
13:00 pm ....
14:00 pm ....
15:00 pm ....
16:00 pm ....
17:00 pm ....
18:00 pm ....
19:00 pm ....
20:00 pm ....
21:00 pm ....
22:00 pm ....

TÄGLICHE CHECKLISTE

○ FOLGE EINER DIÄT
○ 45 Min. TRAINING
○ 4 LITREN WASSER
○ 10 SEITEN LESEN
○ 5 Min. KALTE DUSCHE
○ KEIN ALKOHOL &
○ SCHUMMLERESSEN
  EIN AKT DER FREUNDLICHKEIT

TO DO-LISTE

○ ....
○ ....
○ ....
○ ....
○ ....
○ ....
○ ....
○ ....
○ ....
○ ....
○ ....

Bestätigungen

ERNÄHRUNGSPLAN	FRÜHSTÜCK		
	MITTAGESSEN		
	ABENDESSEN		

TRAININGSPLAN	GYMNASTIK	WIEDERHOLUNG	DAUER	ANMERKUNGEN

LESEN	TITEL	VERFASSER	SEITEN

STIMMUNGSTRACKER

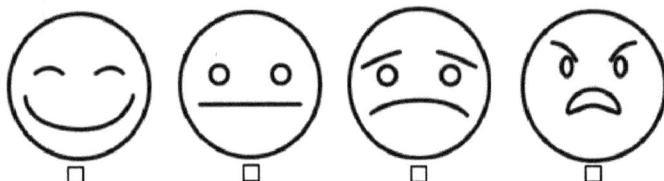

WASSEREINLAUF

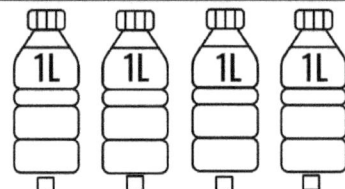

1L 1L 1L 1L

EIN AKT DER FREUNDLICHKEIT, DEN ICH HEUTE GETAN HABE:

Täglicher Zeitplan

TAG 72

TÄGLICHER ZEITPLAN

6:00 am ....
7:00 am ....
8:00 am ....
9:00 am ....
10:00 am ....
11:00 am ....
12:00 am ....
13:00 pm ....
14:00 pm ....
15:00 pm ....
16:00 pm ....
17:00 pm ....
18:00 pm ....
19:00 pm ....
20:00 pm ....
21:00 pm ....
22:00 pm ....

TÄGLICHE CHECKLISTE

○ FOLGE EINER DIÄT
○ 45 Min. TRAINING
○ 4 LITREN WASSER
○ 10 SEITEN LESEN
○ 5 Min. KALTE DUSCHE
○ KEIN ALKOHOL &
○ SCHUMMLERESSEN
  EIN AKT DER FREUNDLICHKEIT

TO DO-LISTE

○ ....
○ ....
○ ....
○ ....
○ ....
○ ....
○ ....
○ ....
○ ....
○ ....
○ ....

Bestätigungen

ERNÄHRUNGSPLAN		
FRÜHSTÜCK		
MITTAGESSEN		
ABENDESSEN		

TRAININGSPLAN	GYMNASTIK	WIEDERHOLUNG	DAUER	ANMERKUNGEN

LESEN	TITEL	VERFASSER	SEITEN

STIMMUNGSTRACKER

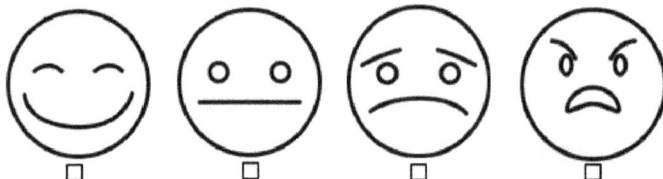

WASSEREINLAUF

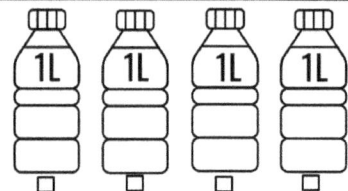

EIN AKT DER FREUNDLICHKEIT, DEN ICH HEUTE GETAN HABE:

Täglicher Zeitplan

TAG 73

TÄGLICHER ZEITPLAN

6:00   am
7:00   am
8:00 am
9:00 am
10:00 am
11:00 am
12:00 am
13:00 pm
14:00 pm
15:00 pm
16:00 pm
17:00 pm
18:00 pm
19:00 pm
20:00 pm
21:00 pm
22:00 pm

TÄGLICHE CHECKLISTE

○ FOLGE EINER DIÄT
○ 45 Min. TRAINING
○ 4 LITREN WASSER
○ 10 SEITEN LESEN
○ 5 Min. KALTE DUSCHE
○ KEIN ALKOHOL &
○ SCHUMMLERESSEN
  EIN AKT DER FREUNDLICHKEIT

TO DO-LISTE

○
○
○
○
○
○
○
○
○
○
○

Bestätigungen

ERNÄHRUNGSPLAN	FRÜHSTÜCK		☕
	MITTAGESSEN		🍴
	ABENDESSEN		🕯️

TRAININGSPLAN	GYMNASTIK	WIEDERHOLUNG	DAUER	ANMERKUNGEN

LESEN	TITEL	VERFASSER	SEITEN

STIMMUNGSTRACKER

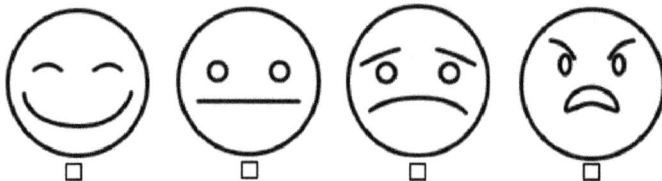

☺ ☐ 😐 ☐ 🙁 ☐ 😠 ☐

WASSEREINLAUF

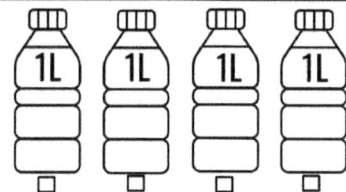

1L ☐ 1L ☐ 1L ☐ 1L ☐

EIN AKT DER FREUNDLICHKEIT, DEN ICH HEUTE GETAN HABE:

Täglicher Zeitplan

TAG 74

TÄGLICHER ZEITPLAN

6:00 am ....
7:00 am ....
8:00 am ....
9:00 am ....
10:00 am ....
11:00 am ....
12:00 am ....
13:00 pm ....
14:00 pm ....
15:00 pm ....
16:00 pm ....
17:00 pm ....
18:00 pm ....
19:00 pm ....
20:00 pm ....
21:00 pm ....
22:00 pm ....

TÄGLICHE CHECKLISTE

○ FOLGE EINER DIÄT
○ 45 Min. TRAINING
○ 4 LITREN WASSER
○ 10 SEITEN LESEN
○ 5 Min. KALTE DUSCHE
○ KEIN ALKOHOL &
○ SCHUMMLERESSEN
EIN AKT DER FREUNDLICHKEIT

TO DO-LISTE

○ ....
○ ....
○ ....
○ ....
○ ....
○ ....
○ ....
○ ....
○ ....
○ ....
○ ....

Bestätigungen

ERNÄHRUNGSPLAN	FRÜHSTÜCK		☕
	MITTAGESSEN		🍴
	ABENDESSEN		🕯

TRAININGSPLAN	GYMNASTIK	WIEDERHOLUNG	DAUER	ANMERKUNGEN

LESEN	TITEL	VERFASSER	SEITEN

STIMMUNGSTRACKER

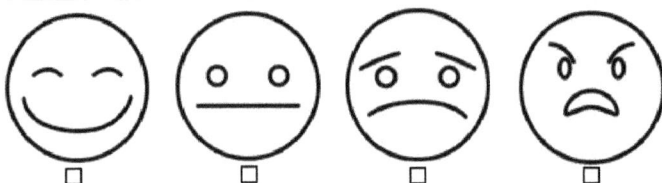

WASSEREINLAUF

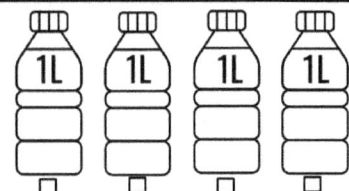

1L 1L 1L 1L

EIN AKT DER FREUNDLICHKEIT, DEN ICH HEUTE GETAN HABE:

Täglicher Zeitplan

TAG 75

TÄGLICHER ZEITPLAN

6:00 am ....

7:00 am ....

8:00 am ....

9:00 am ....

10:00 am ....

11:00 am ....

12:00 am ....

13:00 pm ....

14:00 pm ....

15:00 pm ....

16:00 pm ....

17:00 pm ....

18:00 pm ....

19:00 pm ....

20:00 pm ....

21:00 pm ....

22:00 pm ....

TÄGLICHE CHECKLISTE

○ FOLGE EINER DIÄT

○ 45 Min. TRAINING

○ 4 LITREN WASSER

○ 10 SEITEN LESEN

○ 5 Min. KALTE DUSCHE

○ KEIN ALKOHOL &

○ SCHUMMLERESSEN

EIN AKT DER FREUNDLICHKEIT

TO DO-LISTE

○ ....

○ ....

○ ....

○ ....

○ ....

○ ....

○ ....

○ ....

○ ....

○ ....

○ ....

Bestätigungen

ERNÄHRUNGSPLAN	FRÜHSTÜCK	
	MITTAGESSEN	
	ABENDESSEN	

TRAININGSPLAN	GYMNASTIK	WIEDERHOLUNG	DAUER	ANMERKUNGEN

LESEN	TITEL	VERFASSER	SEITEN

STIMMUNGSTRACKER

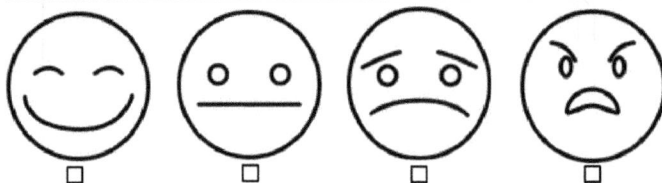

WASSEREINLAUF

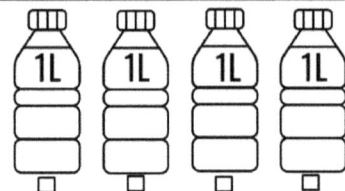

1L 1L 1L 1L

EIN AKT DER FREUNDLICHKEIT, DEN ICH HEUTE GETAN HABE:

Ich danke Ihnen!

Vielen Dank, dass Sie unser
75-Hart-Herausforderung Buch. Wir würden uns freuen,
von Ihnen zu hören!

Wenn Sie dieses Buch für gut befunden haben,
unterstützen Sie uns bitte,
unterstützen Sie uns und hinterlassen Sie eine Rezension.

Wenn Sie Vorschläge oder Probleme mit diesem Buch
haben, oder wenn Sie einige unserer neuesten
Notizbücher und Journale testen möchten, senden Sie uns
bitte eine E-Mail.

Senden Sie eine E-Mail an:

pickme.readme@gmail.com